AF459194

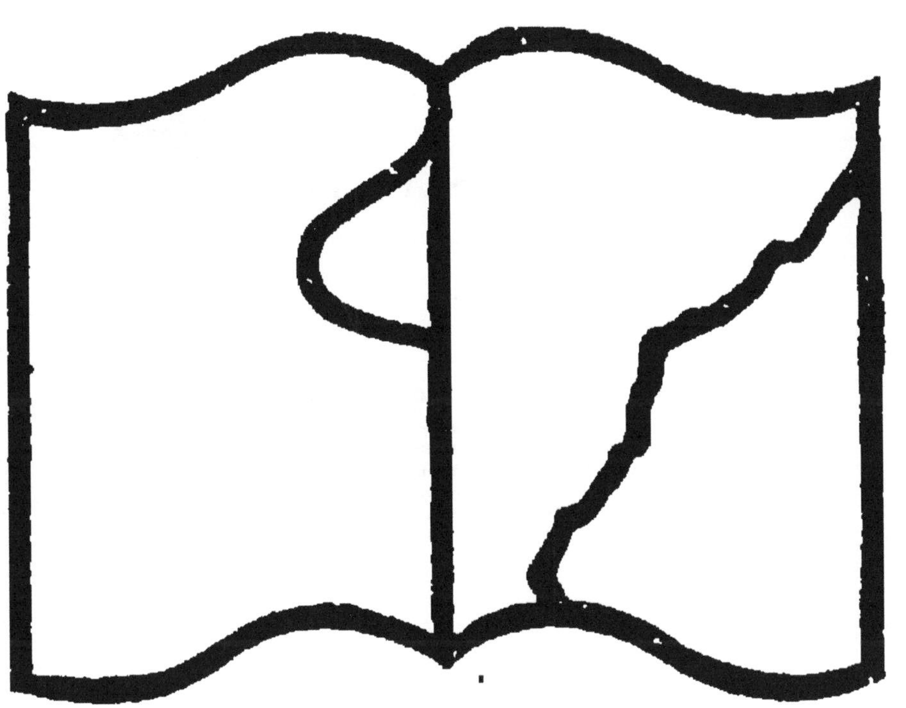

# FOLIE SIMULÉE

ET

# ALIÉNÉS DITS CRIMINELS

PAR

Le Docteur A. LANGLOIS

MÉDECIN EN CHEF
DE L'ASILE PUBLIC D'ALIÉNÉS DE MARÉVILLE
PROFESSEUR CHARGÉ DE COURS A LA FACULTÉ DE MÉDECINE DE NANCY
MEMBRE DE LA SOCIÉTÉ MÉDICO-PSYCHOLOGIQUE DE PARIS
ET AUTRES SOCIÉTÉS SAVANTES

NANCY
IMPRIMERIE COOPÉRATIVE DE L'EST
51, RUE SAINT-DIZIER, 51

1889

# FOLIE SIMULÉE

ET

# ALIÉNÉS DITS CRIMINELS

PAR

Le Docteur A. LANGLOIS

MÉDECIN EN CHEF
DE L'ASILE PUBLIC D'ALIÉNÉS DE MARÉVILLE
PROFESSEUR CHARGÉ DE COURS A LA FACULTÉ DE MÉDECINE DE NANCY
MEMBRE DE LA SOCIÉTÉ MÉDICO-PSYCHOLOGIQUE DE PARIS
ET AUTRES SOCIÉTÉS SAVANTES

NANCY
IMPRIMERIE COOPÉRATIVE DE L'EST
51, RUE SAINT-DIZIER, 51

1889

# PRÉFACE

Est-il donné à l'homme, qui ne se connaît pas lui-même, de juger l'état mental de son semblable, de scruter ses pensées les plus intimes, d'explorer avec fruit les profondeurs souvent insondables de la conscience humaine ?

Cette tâche écrasante, consistant à apprécier le degré de responsabilité m'étant incombée soixante fois, je crois faire œuvre utile en publiant une série de rapports médico-légaux choisis parmi les plus intéressants.

Mes conclusions ayant toujours été adoptées, je ferai connaître la condamnation prononcée contre les simulateurs et l'ordonnance de non-lieu rendue en faveur des irresponsables.

En pathologie ordinaire, le médecin voulant porter un diagnostic possède des moyens d'investigation, basés sur les sciences positives.

La percussion, l'auscultation, la micrographie, l'analyse chimique et spectrale, permettent de découvrir le siège d'une affection, la lésion d'un organe, la nature des sécrétions, les diverses intoxications du sang,

En médecine mentale, l'aliéniste en est réduit à

examiner non plus l'organe lui-même, mais son fonctionnement.

Il est vrai que dans les arrêts de développement, dans la paralysie progressive, nous avons des signes physiques qui nous mettent sur la voie; tandis que dans la folie simple, il ne reste plus au spécialiste qu'à apprécier le *modus cogitandi* de son sujet.

En définitive, c'est un cerveau considéré comme sain d'esprit, examinant un cerveau réputé anormal.

Or, le mécanisme compliqué des opérations intellectuelles ne peut être étudié que par les manifestations extérieures de la pensée.

Parmi celles-ci, nous devons placer en première ligne le langage, puis les gestes et la manière d'être individuelle.

Le timbre de la voix, l'élocution plus ou moins rapide, l'habitude du corps, peuvent fournir des indications.

Un mégalomane ne parlera pas comme un lypémane.

L'expression de la face et le maintien n'auront aucun point de ressemblance.

Dans le délire des grandeurs, l'aliéné a le verbe haut, la physionomie est ouverte, mobile, la musculation est exagérée ; ce qui explique ce besoin de s'agiter, de dépenser de la force.

Les déprimés ont la voix basse, la parole est lente comme leurs mouvements ; ils ont besoin de repos, présentent le masque de la tristesse. La différence est aussi marquée qu'entre un animal à sang chaud et un animal à sang froid.

Sans vouloir faire une classification nouvelle, il est aisé de se convaincre que les fous peuvent être divisés en deux groupes bien opposés : les *égoïstes* et les *altruistes*.

On peut s'assurer également que chez les premiers les actes sont *conformes* à leur langage, tandis que chez les seconds, c'est le *contraire* qu'on observe.

Les uns sont conséquents avec leurs conceptions, les autres ne le sont pas.

Le type de l'égoïste est l'hypochondriaque, rapportant tout à lui-même, ne pensant qu'à son bien être, se préoccupant avant tout de sa santé, passant sa vie à consulter médecins et charlatans.

De même l'impulsif qui tue, viole, incendie pour satisfaire une idée fixe, ressent, après le fait accompli, un soulagement indicible.

Le persécuté se croyant entouré d'ennemis, l'halluciné étant persuadé qu'il est victime d'un empoisonnement, l'alcoolique apercevant un homme dans le lit conjugal, sont conséquents avec leur délire quand ils deviennent homicides, puisqu'ils sont convaincus d'être en état de légitime défense.

Celui-ci, fatigué de lutter contre des bourreaux insaisissables, se suicide ; celui-là se carbonise la main sur des charbons ardents, pour en chasser le diable ; d'autres s'arrachent les ongles, les texticules, se crèvent les yeux, se laissent mourir d'inanition.

Ils sont encore poussés par l'égoïsme, puisqu'ils mettent fin à leurs jours ou se mutilent afin de se soustraire à des souffrances, qui, tout en étant imaginaires, n'en sont pas moins intolérables. Maintenant, passons au deuxième groupe des altruistes inconséquents et nous serons frappés par le contraste existant entre leur langage et leur conduite

C'est parmi les paralysés généraux de forme exubérante, les maniaques et certains déments que nous rencontrerons, ces aliénés nous offrant des millions, nous conférant des titres, nous décernant des décorations, mettant à notre disposition leurs femmes, et dont la façon d'agir sera un démenti formel infligé à leurs convictions. Quelques exemples seront plus probants que toute espèce de dissertation,

F... veut me marier avec sa fille qui est princesse, il me donnera un uniforme en or massif, couvert de dentelles en diamant.

En me faisant cette proposition, il étend son mouchoir au soleil, le racle, afin de priser une seconde fois le tabac qui y reste.

C... est d'une telle force que d'un coup de pied il peut m'envoyer dans la lune. Je lui serre les poignets, il se met à genoux en disant : « Vous me faites mal, c'est lâche d'abuser de vos grosses mains. »

Je suis le roi des rois, s'écrie P..., plus puissant que Dieu, puisque je suis son père. C'est moi qui retape le ciel, ces nuages sont des pièces que je mets au firmament ; ; continue son chemin en poussant sa brouette, en se plaignant de son poids.

X... est le premier chirurgien du monde, inventeur de nouveaux procédés opératoires, au moyen desquels il supprime l'hémorragie, peut couper la tête et la recoller le lendemain, greffer des yeux au bout des cheveux. Quelques instants après, il va prier l'interne de lui arracher une dent !

R... possède une flotte aérienne montée par des hussards rouges. Après chaque bataille, il guérit les blessures en plongeant ses soldats dans un lac de sperme rose. Il a découvert la colle humaine, ce qui ne l'empêche pas de venir à l'infirmerie faire soigner un panaris.

Le capitaine D... me propose d'être son médecin, avec des milliards d'appointements ; il est si puissant qu'il a amené les côtes d'Amérique dans la Manche, il met chapeau bas, me demande la permission de dix heures et ramasse le bout de ma cigarette.

T. . est le plus beau, le plus séduisant, toutes les femmes le poursuivent et je suis obligé de le faire camisoler, parce qu'il se livre à l'onanisme comme un vulgaire imbécile.

B... se dit prophète, bon Dieu, prédit le temps, et c'est lui qui, tous les jours, porte la nourriture aux pourceaux.

H... engage tout le monde à admirer ses formes, ses jolies mains, ses yeux incomparables, sa distinction. On le voit ensuite se traînant sur les genoux et léchant les crachats.

Si j'ai parlé aussi longuement de ces deux catégo ries d'aliénés, c'est parce que je crois que la ligne de démarcation qui les sépare peut être de quelque utilité en médecine légale.

On peut poser en principe que les *égoïstes* sont de

beaucoup plus dangereux que les *altruistes;* que ce sont les premiers qui fournissent le plus grand nombre d'aliénés dits criminels et de suicidés.

Plusieurs de ces rapports ont été analysés dans des revues médicales, sans qu'il ait été question des interrogatoires.

Or, j'estime que ce sont les réponses qui permettent le mieux au lecteur d'apprécier les *nuances psychiques.*

Je me souviendrai toujours, qu'ayant à examiner un homicide et ne trouvant aucun signe de folie, j'allais remettre au lendemain quand il me dit : « Une puissance occulte me défend de parler davantage. » J'étais fixé.

C'est encore par les réponses et les actes que nous arrivons le plus vite à deviner la simulation.

Chez le simulateur, l'idée dominante n'est plus d'origine morbide. C'est l'intention bien arrêtée de tromper le médecin, qui règle son langage et son attitude.

Placé dans nos asiles, il étudie son entourage, et, voyant des aliénés calmes, taciturnes, d'autres loquaces, agités, puis des hallucinés, il est rare qu'il résiste à la tentation de les imiter.

Il se compose un masque qui ne peut être qu'intermittent, car il lui est impossible de maintenir sa volonté en éveil, afin de contracter les mêmes muscles faciaux.

Bientôt il tombe dans une exagération telle, qu'en désirant faire le fou il singe l'imbécile.

Il ne pense qu'à travestir sa pensée, il l'habille d'oripeaux dérobés par ci, par là ; il l'affuble d'un costume d'arlequin, si bigarré, si mal cousu, qu'il force l'observateur à s'apercevoir que cette enveloppe n'a jamais recouvert un aliéné.

Comme on dit au théâtre, au lieu d'entrer carrément dans la peau du bonhomme et de s'identifier au personnage qu'il veut représenter, il n'en est qu'une mauvaise doublure.

Le surmenage intellectuel, le dévergondage d'imagination auxquels il se condamne, le mènent à associer des éléments tellement disparates, tellement hétérogènes, que jamais ils n'ont appartenu, dans leur ensemble à une forme quelconque d'aliénation mentale.

Un phénomène auquel j'attache une importance capitale est le suivant :

La coloration et la décoloration du visage se produisant tout à coup est une action des vaso-moteurs, indépendante de la volonté.

On ne peut, en effet, rougir ou pâlir à son gré.

Donc, si l'expert peut, à un moment voulu, provoquer ce réflexe chez un individu paraissant incapable de comprendre les paroles qu'on lui adresse, ce sera une preuve de simulation.

L'attitude du malheureux insensé atteste et confirme la nature de ses conceptions, il n'essaie pas d'imprimer à sa physionomie le cachet de la manie ou de la mélancolie, il obéit passivement aux agitations et aux dépressions qui le maîtrisent.

Le simulateur joue sa dernière carte, mais il lui

faut une énergie à toute épreuve, une habileté exigeant une expérience qu'il n'a pas, un sang-froid indémontable.

Je le répète, le criminel est possédé par l'intention de tromper, il agit d'après cette idée prédominante et ses paroles sont en rapport avec le mobile qui les dirige. Il ne peut, en étant l'instrument d'une idée vraie, agir comme l'aliéné dont le point de départ est une idée fausse.

Chez le simulateur, il y a dédoublement de la personnalité, l'être normal surveillant l'être soi-disant anormal.

Il est comparable à l'hypnotisé obéissant aux suggestions du magnétiseur.

Malgré cette contrainte, il ne peut faire germer sans cesse des pensées contraires à son genre d'activité cérébrale.

Ce dualisme existe à l'état pathologique. Celui qui en est victime ressent des illusions, éprouve des hallucinations qui lui font croire qu'un nouvel être est venu se greffer sur son individualité.

L'infortuné qui se trouve dédoublé n'a besoin d'aucune tension cérébrale pour accuser son étrange associé des maux qu'il lui fait subir. Quand il se plaint des mauvais procédés de l'*autre*, le ton qu'il y met, la mimique qu'il emploie, sont le cliché fidèle des souffrances qu'il endure.

Sa passivité est sincère, l'*alter ego* est devenu le moteur interne qui commande en maître.

Cependant, cette dualité n'est pas toujours pénible ;

tel est le cas de cette vieille femme ayant dans le ventre un jeune homme, qui, pendant la nuit, lui procurait des jouissances inénarrables.

Le simulateur est en même temps un audacieux et un trembleur.

Il faut qu'il mente sans cesse, qu'il arrive à se tromper lui-même, ce qui explique comment la simulation prolongée peut être une cause de folie vraie.

Il faut qu'il invente des tournures de phrases qui ne lui sont pas familières ; que le ton, la physionomie et le maintien soient en harmonie avec les idées qu'il exprime. Mais, qu'on me passe l'expression, il ignore que le maquillage de la pensée est aussi facile à reconnaître que celui du visage.

*Chassez le naturel il revient au galop.*

---

DEUX

# RAPPORTS MÉDICO-LÉGAUX

SUR

L'ÉTAT MENTAL DU NOMMÉ F...

INCULPÉ D'ASSASSINAT

---

## Folie simulée.

Nous soussigné, docteur Langlois, médecin en chef de l'Asile public d'aliénés de Maréville, chargé de cours à la Faculté de médecine de Nancy, après serment préalablement prêté, avons examiné le prévenu, étudié la procédure et rédigé en notre honneur et conscience le présent rapport.

### *Examen direct.*

F... a 46 ans, il est de taille moyenne, bien constitué et d'un tempérament bilieux.

La conformation du crâne ne présente aucune défectuosité.

Il porte sur le cuir chevelu une tumeur graisseuse tout-à-fait indépendante de l'encéphale et n'ayant aucune importance au point de vue psychique.

Depuis son entrée, il a toujours été très calme, convenable et s'est occupé régulièrement.

Nous ne rapporterons pas les longues conversations que nous avons eues avec lui ; nous relaterons seulement les réponses qu'il a faites aux questions que nous lui adressions, dans un certain ordre d'idées et qui nous serviront à constater son état mental.

— Quel âge avez-vous ?

— 46 ans.

— En quelle année êtes-vous né ?

— Le 28 décembre 1838.

— En quelle année sommes-nous ?

— En 1885.

— Quelle est votre profession ?

— Maréchal.

— Savez-vous où vous êtes ?

— Oui, à Maréville.

— Pourquoi ?

— Je ne l'ai pas demandé.

— Quels sont les gens qui vous entourent ?

— Des aliénés.

— Êtes-vous fou ?

— Je ne le pense pas.

— Je suis chargé de voir si vous êtes aliéné ?

— Vous devez bien voir que non.

— Rappelez bien vos souvenirs et répondez-moi franchement.

— Oui, Monsieur.

— Le 21 janvier, jour du crime, aviez-vous bu le matin ?

— Non, dans la journée, j'ai bu pour une douzaine de sous, ce qui fait environ trois décilitres d'eau-de-vie.

— Étiez-vous ivre ?

— Non, j'avais mangé et j'ai bu cette eau-de-vie à partir de 10 heures du matin.

— Pensiez-vous depuis quelque temps à commettre cet assassinat ?

— Non, Monsieur.

— Et le matin en partant ?

— Je n'en avais pas l'intention, c'est un malheur que j'aie rencontré L....

— Pourquoi avez-vous dit : « Il y aura un cercueil ce soir » ?

— Je ne me souviens pas d'avoir dit cela.

— Est-il vrai que L... vous a adressé la parole ?

— Il m'a demandé où j'allais, je lui ai répondu que ça ne le regardait pas.

— Ensuite ?

— Il est venu tout près de moi, je lui ai donné un coup de canne sur le côté de la tête et j'ai redoublé, il est tombé, la colère m'a monté à la tête, j'ai frappé dessus.

— Longtemps ?

— Peut-être une ou deux minutes, il y avait deux ou trois fractures, j'ai assisté à l'autopsie.

— Quel effet avez-vous ressenti ?

— Ça ne m'a pas fait trop grand effet, parce qu'il m'avait fait trop de mal.

— Quel mal ?

— Il m'avait ruiné.

— Puisqu'il avait loué les terres de votre tante, il devait en profiter ?

— Oui, mais il m'a empêché de récolter ce qui m'appartenait et il m'a empêché de travailler.

— Cela ne suffit pas pour tuer un homme ?

— C'était un menteur, une canaille, c'est un mauvais sujet de moins.

— Vous repentez-vous ?

— Oui et non ; oui pour ma famille et non parce qu'il y avait trop longtemps que nous nous détestions.

— Vous n'avez pas songé à passer la frontière ?

— Non, c'était inutile, que vouliez-vous que je fasse en Prusse ou en Belgique.

— On dit que votre père a été fou ?

— Mon père est mort à 72 ans, il n'a jamais été fou.

— Il y a eu un suicide dans votre famille ?

— Du côté maternel, un oncle s'est coupé la gorge avec un rasoir.

— Y a-t-il des épileptiques dans votre famille ?

— Ce qu'on appelle le mal caduc, des gens qui tombent, avec des contorsions, non. Il n'y en a pas.

— Vous n'avez jamais éprouvé de vertiges, de tournoiements de tête ?

— Non, jamais.

— Vous n'avez jamais uriné au lit pendant la nuit ?

— Si, une ou deux fois depuis 15 ans, mais cela tenait à ce que j'avais trop bu.

— Réfléchissez-vous aux conséquences de ce crime ?

— Je ne croyais pas le tuer, je vous l'assure.

— Votre indifférence étonne tout le monde ?

— Il m'avait rendu trop malheureux.

— Vous détestiez aussi le curé ?

— Oui, parce qu'il m'a fait arrêter.

— Comment ?

— J'avais réparé les cloches, il ne me payait pas, je suis entré dans l'église et j'ai dit : « Si vous ne payez pas, ne sonnez pas », il est allé chercher l'adjoint qui m'a fait un procès-verbal.

— Vous aviez bu ce jour-là ?

— Oui, deux décilitres d'eau-de-vie.

— Vous dormiez tranquillement ?

— Oui.

— Vous n'avez jamais entendu de voix qui vous conseillait de tuer ?

— Non.

— Vous n'avez jamais, étant éveillé, aperçu des animaux courir sur votre lit ou sur votre personne ?

— Non.

— Quand vous avez frappé votre victime, vous ne vous êtes pas senti poussé par une force plus forte que votre volonté ?

— Non.

— Vous serez condamné !

— Oui, il est probable que je passerai aux assises.

*Discussion.*

Dès le jour de son arrivée, nous avons prévenu F..., qu'à la moindre tentative d'évasion il serait camisolé.

Ce n'est pas la peine, nous a-t-il répondu, je sais trop bien qu'un coup de télégraphe suffirait et que deux heures après je serais pincé. Je vous promets d'être tranquille et je demande à m'occuper.

Depuis cette époque, il fait un dortoir, cire les parquets et joue aux cartes.

La réponse qu'il nous a faite, à propos d'évasion, sa tranquillité, sa manière d'être, nous permettent d'éliminer de suite les grandes formes d'aliénation mentale dans lesquelles l'intelligence est profondément troublée, et qui se reconnaissent à première vue, à moins d'avoir affaire à un simulateur très habile.

Notre rôle ne consiste pas seulement à certifier que

F... n'est pas un aliéné ; mais à le prouver jusqu'à l'évidence, en discutant certains faits, qui pourraient faire croire à une maladie mentale.

Si le prévenu est aliéné, il ne peut donc appartenir qu'à l'une des quatre variétés suivantes :

1° Délire des persécutions ;

2° Alcoolisme chronique ;

3° Folie impulsive ;

4° Vertiges épileptiformes.

Dans le délire des persécutions, même lorsqu'il est très restreint, le malade est constamment obsédé par ses idées dominantes, il se plaint des agissements de ses ennemis imaginaires, il raconte les vexations, les tourments qu'il a eu à supporter.

La physionomie des persécutés est caractéristique ; ils sont, en général, déprimés, concentrés, d'humeur chagrine et taciturne ; ils recherchent l'isolement afin d'éviter les ennemis qu'ils croient rencontrer dans leur entourage.

Leur sommeil est souvent de courte durée et interrompu par des hallucinations de l'ouïe.

L'inculpé ne parle jamais spontanément de sa victime, ni des autres personnes auxquelles il en voulait, il est plutôt loquace et surtout indifférent ; il recherche la société des autres, et s'il travaille c'est pour augmenter son bien-être et avoir du tabac.

Quand on le questionne au sujet de l'assassinat, il répond avec indifférence qu'il ne voulait pas le tuer mais lui administrer une bonne volée.

Son sommeil est paisible et rien dans son attitude ne révèle de graves préoccupations.

Il n'a qu'une crainte, qui n'a rien de maladif, celle des assises.

Le persécuté est le type de l'égoïste, ne vivant que pour lui-même, tandis que chez F... les sentiments affectifs sont conservés ; il pleure quand on lui parle de ses enfants.

Chez le persécuté, les causes de sa haine sont *purement imaginaires ;* le point de départ de ses suppositions est absurde, ou réside souvent dans une hallucination.

On ne peut en dire autant de l'inculpé, les sentiments haineux qu'il a manifestés à plusieurs reprises, les menaces qu'il a proférées ne sont pas le résultat d'une aberration mentale.

Comme tout homme qui en déteste un autre, il a pu exagérer les motifs de son aversion, mais ils existent et n'ont rien de fictif.

La déposition de sa femme à ce sujet est très importante :

« Mon mari, dit-elle, s'est monté contre L... à « cause des terres de ma tante, il s'est monté contre le « curé et l'adjoint, parce qu'ils lui faisaient des remon- « trances qu'il ne voulait pas entendre ; il en voulait au « notaire, parce que celui-ci lui avait refusé de l'argent « et l'avait fait saisir.

« Mon mari s'est trouvé à bout de ressources, le dé- « sespoir l'a pris et comme il avait bu le samedi, il s'est « vengé sur L... »

Donc, pas de conceptions délirantes, pas d'ennemis imaginaires, une haine invétérée et vivace a été seule le mobile du meurtre.

Examinons maintenant si l'alcoolisme aurait pu déterminer un accès de folie subite.

La procédure nous apprend que l'accusé était ivrogne,

irascible et violent, qu'il avait fait des menaces, et que sans sa femme et la veuve M..., il aurait un jour assommé L...

Cette irritabilité du caractère a pu être produite par ses habitudes d'intempérance, mais elle n'offre rien de comparable à des accès de folie momentanée.

D'ailleurs, l'homme qui absorbe journellement des spiritueux outre-mesure, n'arrive à perdre sa liberté morale que par suite d'une intoxication lente, et il ne doit être considéré comme irresponsable que lorsqu'une attaque de *delirium* éclate subitement ou qu'il est affecté d'alcoolisme chronique avec tremblements musculaires, hallucinations spécifiques et autres symptômes psychiques bien connus qui n'ont jamais existé chez F.

Nous ne devons pas oublier que la mission dont nous sommes chargés consiste aussi à examiner si le prévenu jouissait de sa raison *au moment du crime.*

Voyons donc s'il aurait été poussé à accomplir cet acte par une force à laquelle il n'aurait pu résister.

La folie dans les actes nécessite une impulsion irrésistible que le malade ne peut refréner.

Ce qui distingue l'impulsif des criminels ordinaires, c'est qu'on ne trouve pas de mobile plausible.

Ce qui différencie encore cette variété de folie, c'est que l'aliéné qui en est atteint incendie la propriété d'un inconnu, viole des petites filles que le hasard a jetées sur son chemin, et tue parce qu'il faut qu'il tue, sans choisir ses victimes.

Il est incapable de se déterminer et n'est aucunement guidé par la haine ou l'intérêt.

Souvent il agit sous l'influence d'une voix intérieure

à laquelle il obéit aveuglement, et nous savons que F... n'a jamais eu d'hallucinations de l'ouïe.

On pourrait nous objecter que le prévenu, ayant rencontré à l'improviste celui qu'il considérait comme la cause de tous ses ennuis, a subi un entraînement fatal et l'ait frappé jusqu'à ce que mort s'en suive.

Cette hypothèse est détruite par la conduite de l'inculpé pendant la journée du crime, aucune circonstance ne permet de soutenir un tel argument.

L'assassin s'est muni de sa canne en fer, en faisant allusion aux loups et ce qui est plus accablant pour lui, c'est qu'il a dit : « Ce soir, il y aura du cercueil. »

Par conséquent, pas de propension subite, pas de penchant irrésistible, pas de folie dans les actes.

Connaissant le caractère vindicatif de F..., sachant qu'il avait uriné au lit d'une manière inconsciente, nous nous sommes demandés s'il ne serait pas affecté de vertiges nocturnes pouvant amoindrir sa volonté et par suite son libre arbitre.

Ces incontinences ne se sont pas renouvelées, et d'ailleurs il nous en a donné une explication satisfaisante.

C'est après avoir bu outre-mesure et ayant négligé d'uriner avant de se mettre au lit que la vessie distendue a laissé écouler son contenu pendant un sommeil profond.

Un fait plus important et qui nous a donné beaucoup à réfléchir, c'est le certificat du docteur C..., qui, en octobre 1884, aurait constaté des troubles de l'intelligence chez le prévenu.

Notre confrère termine ainsi son rapport médical :
« Le trouble mental rappelait moins l'*alcoolisme* que
« celui qui succède aux *attaques épileptiques*, à l'abus

« prolongé de l'*absinthe* ou à une *commotion cérébrale*, il « reste donc acquis, qu'en octobre dernier, F... était fou. »

Comme on le voit, le médecin expert ne porte aucun diagnostic, il n'énumère aucun symptôme, il reste dans le doute, quant aux causes occasionnelles et néanmoins il conclut formellement à la folie !

Admettons avec lui que F... ait présenté un certain degré de torpeur intellectuelle, mais remarquons que cet état a guéri en quelques jours et que le malade (si on peut l'appeler ainsi) a recouvré l'intégrité de ses facultés.

En effet, depuis cette époque, il n'a jamais déraisonné ; même il était regardé dans le pays comme un ouvrier très intelligent et ingénieux.

Interrogé sur cet incident, il nous a répondu qu'au moment où il avait été arrêté à la gare de Batilly comme vagabond, il n'avait pas *mangé* depuis deux jours et il ne se souvient pas s'il avait bu de l'eau-de-vie.

Quoi qu'il en soit, cette hébétude a eu lieu en octobre 1884, et nous devons avant tout nous occuper de janvier 1885.

Nous pensons avoir démontré suffisamment qu'à cette époque F... jouissait de la plénitude de sa raison.

Enfin, croyant d'après l'attestation du docteur M... que le père de l'inculpé avait eu un accès d'aliénation mentale, nous nous apprêtions à étudier la transmission héréditaire, lorsque nous avons reçu de M. le Juge d'instruction de nouveaux renseignements nous apprenant que la bonne foi de notre confrère avait été surprise.

Il est vrai qu'une de ses sœurs est simple d'esprit, mais cet arrêt de développement étant survenu à la suite d'une fièvre typhoïde, n'a aucune relation avec la question que nous avons à résoudre.

*Conclusions.*

1° F... ne présente AUCUN SYMPTÔME D'ALIÉNATION MENTALE ;

2° Au moment de l'acte incriminé, IL JOUISSAIT DE L'INTÉGRITÉ DE SES FACULTÉS INTELLECTUELLES ;

3° Il n'a pas été contraint par une force à laquelle il n'a pu résister ;

4° IL EST RESPONSABLE.

---

## DEUXIÈME RAPPORT

*Sur l'état mental du même inculpé.*

La Chambre des mises en accusation ayant adopté mes conclusions, F... fut reconduit en prison pour y attendre la prochaine session des assises. Rien dans sa conduite ne parut étrange, et ce n'est que trois jours avant sa comparution devant ses juges que je fus prévenu qu'il paraissait en proie à un accès de folie.

Son avocat l'avait trouvé comme frappé de stupidité, marmottant des paroles inintelligibles et incapable de répondre.

J'allai le visiter et je me trouvai en présence d'un homme méconnaissable : l'œil atone, le regard fixe, la voix éteinte, la physionomie exprimant la souffrance et un tremblement généralisé indiquaient un état de profonde terreur.

Pressé de questions, il me répondit dans un langage incohérent, me faisant seulement comprendre qu'il désirait retourner à Maréville.

Deux jours après, il était de nouveau placé en observation dans notre asile. Depuis son arrivée, un changement subit s'est opéré, au physique comme au moral.

Dès le lendemain, F... nous a demandé, dans un langage convenable, à s'occuper, et il ne manifestait plus aucun symptôme d'aliénation mentale.

Nous pouvons donc, dès à présent, faire les deux hypothèses suivantes :

1° F... a été atteint subitement, à la prison de Nancy, d'un accès de folie transitoire.

2° F... est un simulateur.

Admettons donc, que pendant la période de recueillement qu'il a passée tant à Maréville qu'en prison, il a pensé aux conséquences de son crime, et que voyant approcher le jour de sa condamnation, peut-être à mort, il en ait éprouvé une terreur telle que la folie ait éclaté brusquement.

Examinons alors dans quelles circonstances cet accès s'est produit.

Pendant son premier séjour à Maréville et pendant sa séquestration à la prison de Briey, sa manière d'être et son langage n'ont jamais fait soupçonner une maladie mentale quelconque.

Nous avons été commis une première fois à l'effet d'examiner F..., parce que deux de nos confrères avaient constaté antérieurement une obtusion intellectuelle de très courte durée.

Nous avons discuté dans notre premier rapport la valeur de ce diagnostic ; puis les renseignements fournis tant par l'inculpé que par le juge d'instruction nous ont permis de reconnaître que la bonne foi de nos confrères avait été surprise.

Lorsque l'éclosion de la folie a un début pour ainsi dire foudroyant, qu'elle est compliquée de stupeur, le malade ressemble à une masse inerte, passe ses journées dans son lit ou assis sur une chaise.

Il manque totalement d'initiative ; on est obligé de le déshabiller, de lui faire prendre ses repas, de le soigner comme un enfant.

Quand on recherche les particularités de cette variété de folie et qu'on arrive à faire causer le sujet, on reconnait qu'il est obsédé par des craintes imaginaires, des scrupules exagérés et tourmenté par des hallucinations.

Pendant les deux visites que nous avons faites à F..., à la prison, alors qu'il était devenu tout à coup stupide, il nous a répondu par des phrases entrecoupées, mais il n'a révélé aucune idée dominante, aucune hallucination pouvant justifier cette torpeur cérébrale.

Contrairement à ce qui arrive si souvent, il n'entendait pas de voix lui défendant de parler.

N'oublions pas cette bizarre coïncidence de l'apparition de la folie avec l'ouverture des assises.

F... qui avait si souvent répété qu'il comptait beaucoup sur son avocat pour être acquitté, devient muet en présence de son défenseur, et c'est ce dernier qui s'aperçoit le premier du dérangement intellectuel !

F... refuse la nourriture, ne dort plus, se tient pendant la nuit tout habillé avec un paquet sous le bras.

Il ressemble bien à certains de nos malades (qu'il a pu étudier à son aise) qui sont de véritables automates, n'ayant plus aucune énergie morale et pour la plupart gâteux.

Il a remarqué à Maréville que tous les matins les infirmiers nettoient, épongent, lavent les malpropres et enlèvent les draps maculés par les matières fécales.

Il s'est souvenu de ces détails et le gardien-chef de sa prison nous a raconté que F..., qui nous l'avons déjà dit, se tenait tout habillé dans un coin de sa cellule, s'était déculotté pour aller déféquer dans son lit, croyant ainsi donner des preuves de son gâtisme.

Ce fait a une importance énorme.

Jamais un aliéné, qu'il soit gâteux par suite de paralysie intestinale, par relâchement du sphincter ou parce qu'il n'a plus conscience de ses actes, n'aura l'idée de défaire son lit, de monter dessus, d'y déposer ses matières fécales et de s'essuyer avec les draps.

Le gâteux laissera écouler ses excrétions dans son pantalon.

Le prévenu a donc quitté la prison de Nancy dans cet état qui paraissait pitoyable, et pendant le trajet qui a duré une heure au plus, il s'est effectué un changement qui a lieu de nous étonner, puisqu'il nous est arrivé guéri.

A peine réintégré dans notre service, il ne déraisonne plus, il reconnait ses anciens compagnons et demande à s'occuper aux ateliers.

Par conséquent, incohérence, divagation, terreurs imaginaires, gâtisme, disparaissent comme par enchantement.

Voyons donc si la forme d'aliénation mentale, dont paraissait être atteint l'inculpé, guérit aussi rapidement et si elle suit une marche semblable.

La stupeur est presque toujours une complication ou une transformation d'une autre maladie.

Son maximum de fréquence est de 20 à 30 ans et ordinairement sa durée de plusieurs mois.

Elle peut se produire d'emblée et guérir en *quelques jours*, mais c'est tout à fait l'exception.

Quand elle survient aussi brusquement, c'est à la suite d'une émotion vive, violente et chez des natures débilitées, essentiellement nerveuses.

Or, nous ne sachons pas que F..., qui est d'un tempérament bilieux, d'une robuste constitution, soit aussi émotif.

Nous ne croyons pas que cet homme qui a broyé le crâne de sa victime à coup de canne de fer, soit doué d'une impressionnabilité aussi délicate.

D'ailleurs, pour qu'il y ait émotion vive, commotion morale, il faut qu'il y ait en même temps surprise, que le sujet ne s'attende pas à ce qui va lui arriver.

Pour occasionner cette suspension subite de l'intellect, il faut que la cause ait le caractère de l'imprévu.

Il y a alors relation de cause à effet. Celle-ci est inattendue, celui-ci est instantané.

On comprend que le condamné à mort, espérant toujours une commutation de peine, tombe dans l'hébétude la plus complète en apprenant que son heure est venue.

C'est le coup de massue avant la jugulation.

La crainte des assises n'est pas suffisante pour expliquer cette stupeur et surtout le gâtisme.

L'assassin n'a jamais espéré être acquitté et ce n'est pas la vue de son avocat qui a pu le stupéfier à ce degré et provoquer un anéantissement cérébral aussi considérable.

En outre, si l'accès peut être immédiat, il n'est pas de même de la guérison. Aussi rapide qu'elle soit, on peut toujours observer un état intermédiaire entre l'attaque et le retour complet à la raison.

On ne verra jamais un aliéné stupide, à Nancy, arriver guéri à Maréville.

D'ailleurs, F... a suivi les errements de tous les simulateurs, au lieu de se contenter d'une variété de folie qu'il avait assez bien observée, il a voulu nous tromper en se livrant à un verbiage incohérent n'ayant aucun rapport avec l'état mental qu'il affectait.

Comme on va le voir, il s'est démasqué en devenant ridicule.

Jusqu'au 23 mai, époque à laquelle il écrit une lettre très sensée à sa femme, il se montre actif, intelligent.

Le 11 juin, il manifeste des idées de persécution, parle de faux témoignages et d'une maison officinale.

Il devient tout pâle, lorsque nous lui disons qu'il ne sait pas faire le fou.

Le 12 juin, l'un de nos internes lui demande pourquoi il a assassiné.

— L... n'était pas un homme, mais un voleur.

— Que vous avait-il volé ?

— Ma confiance.

— Vous êtes acquitté et reconnu aliéné.

— Alors je serai mis en liberté.

— Si vous ne faites plus le fou, vous serez renvoyé dans quelques mois.

F... manifeste son contentement, puis se ravisant, devient de suite incohérent et dit : C'est du côté du bras sec que ça ne va pas, c'est pour M. C... !

Le 18 juin nous lui demandons à quoi il pense.

J'espère aller à Clairvaux, répond-il.

Le surveillant nous prévient qu'au moment des repas, il refuse de se mettre à table, mais qu'il dérobe du pain qu'il mange en cachette.

Le 22 juin, il ressemble à un idiot ; il faut le conduire au lit, le déshabiller, puis il se relève sans bruit, marche doucement, pieds-nus, et essaye d'ouvrir la porte.

Le lendemain, nous lui adressons la parole, sans pouvoir obtenir une réponse.

Dès que nous avons quitté le quartier, il change d'attitude et de physionomie.

Un infirmier lui propose une partie de cartes.

Je n'ai jamais su jouer, répond-il.

Nous savons qu'il joue souvent, qu'il dirige bien son jeu et qu'il aime à donner des conseils aux autres.

En résumé, en simulant des alternances de stupeur, avec mutisme volontaire, refus de la nourriture, puis le délire des persécutions, ensuite l'incohérence comme dans la manie, et enfin le gâtisme, l'inculpé nous a prouvé qu'il n'est atteint d'aucune maladie mentale.

Si le moindre doute subsistait dans notre esprit, il disparaîtrait à cause des faits suivants :

1° On ne découvre aucune cause déterminante de l'accès subit de stupeur survenu à la prison, tandis que le mobile de la simulation est évident ;

2° Un aliéné ne devient pas gâteux du jour au lendemain, surtout au début d'un accès de folie ;

3° Le prévenu a déclaré au gardien Wieber et à deux de ses co-détenus qu'il avait eu d'abord l'intention de simuler la folie et que s'il ne l'avait pas fait c'était par crainte de la douche ;

4° Il refusait la nourriture et mangeait quand il ne se croyait pas surveillé ;

5° On a été obligé de le porter au lit et pendant la nuit il a essayé de s'évader.

*Conclusions.*

F... est un simulateur il est entièrement responsable.

Maréville, le 9 juillet 1885.

LANGLOIS.

F... a été condamné aux travaux forcés à perpétuité.

# RAPPORT MÉDICO-LÉGAL

SUR

## L'ÉTAT MENTAL DU NOMMÉ G...

INCULPÉ D'ESCROQUERIES

### (Folie simulée).

*Examen direct.*

Le prévenu est de petite taille, bien conformé et d'un tempérament nerveux. La physionomie est très mobile, le regard est fuyant, on ne peut le rencontrer que lorsqu'on invite l'inculpé à vous fixer.

— Comment vous nommez-vous ?

— (après un moment d'hésitation) Maurice G...

— Quel âge avez-vous ?

— J'ai 31 ans, je suis né en 1855, année où mon père a fait le portrait de l'empereur, je suis né dans le Luxembourg, à Liège, ça ne fait rien.

— Avez-vous encore vos parents ?

— Je suis orphelin depuis 1853.

— C'est absurbe puisque vous êtes né en 1855.

— C'est comme ça.

— Comment se nomme votre père ?

— Je ne l'ai vu qu'une fois en voiture, il avait la croix, il s'appelle Moujeron ou Moujon, je ne sais pas au juste.

— Et votre mère.

— Nathalie Cer...

— Puisque vous êtes enfant naturel, vous devriez porter le nom de votre mère.

— Enfant naturel, je ne connais pas ça.

— Où habitez-vous ?

— A Montreuil, avec ma femme.

— Comment se nomme-t-elle ?

— Irma dix, Heric... Ernest ; on lui a coupé le nez, pour lui en mettre un en argent.

— Vous étiez en prison à Nancy ?

— Oui, je suis en prison ici, je ne suis pas fou.

— Dormez-vous bien.

— Non parce que je suis crucifié, on me bat toute la nuit.

— Pourquoi vous a-t-on mis en prison ?

— Parce que j'ai volé des billets, je les ai là dans ma poche, je ne demande qu'à les rendre.

— Entendez-vous des voix ?

— Oui, j'entends Irma qui m'appelle.

— La voyez-vous quelque fois ?

— Non, c'est un coquin qui veut me tuer, c'est une gueule de singe avec une petite sonnette.

— Vous avez le langage d'un fou.

— Non, je ne suis pas fou, je ne demande qu'à rendre les billets.

— Est-ce de bon cœur que vous les rendrez.

— Il le faut bien puisqu'on m'a pincé.

— Si on ne vous avait pas arrêté qu'auriez-vous fait ?

— Je serais parti au Tonkin, j'aurais construit une maison, avec une palissade, j'aurais vendu du vin, du kirsch, de l'absinthe ; je puis encore servir mon pays ; je serai un bon soldat avec un bon chassepot.

— Avez-vous été soldat ?

— J'ai été fourrier avec les Prussiens au fort de Vanves. Un jour un obus éclate, j'ai reçu un morceau à la tête.

Il nous montre à la région temporale gauche, une cicatrice superficielle.

— J'étais avec le commandant Blum dans le Luxembourg.

— Pourquoi vous êtes-vous agenouillé hier, devant moi ?

— Ce n'est pas vrai.

— Si c'est vrai.

— C'est un coquin qui veut me tuer, qui a coupé le nez de ma femme.

— Comment se nomme-t-elle ?

— Irma Lacaille.

— Que fait-elle ?

— Je crois que c'est ma tante qui me joue ces tours, parce que j'ai fait enterrer mon oncle à Ville-Evrard.

— Comment se nommait-il ?

— Dix... Héric.

— Vous êtes marié depuis longtemps.

— Depuis 7 ans.

— Faisiez-vous bon ménage ?

— Elle allait avec tout le monde, avec trois ou quatre hommes.

— Quelle est votre profession ?

— Polisseur sur métaux en cuillers, tailleur de cristaux, courtier de commerce.

— A la suite de la blessure que vous portez à la tempe gauche, avez-vous ressenti des douleurs?

— Oui, dans l'oreille droite.

— Vous êtes venu à Nancy avec une bande de voleurs.

— Je suis venu avec ma femme ; non seul.

— Dans quel établissement avez-vous volé?

— Dans un café, où restaurant ou magasin, il y avait un grand comptoir.

— Quel métier fait votre femme?

— Elle vend des fleurs au cimetière, et gagne 50 à 60 fr. par jour.

— Est-ce la première fois que vous êtes mis en prison?

— Non j'y ai été deux fois, peut-être bien quatre fois.

— Vous aviez volé?

— Non, c'est la coquine qui veut se marier avec Roch... je ne suis pas fou.

— Si vous n'êtes pas fou, pourquoi me répondez-vous par des insanités.

— Je fais l'imbécile (il parait regretter ces paroles et ajoute) je fais mes prières tous les jours, je veux aller au Tonkin.

Quelques jours plus tard, on m'amène un détenu qui a connu le prévenu à la prison et qui lui rappelle qu'il faisait le fou en criant : pif... paf... et qu'il avait arrangé son pardessus en tunique.

L'inculpé entre aussitôt en fureur. De quoi vous mêlez-vous, s'écrie-t-il ; allez emprisonner votre mère, je vous em....

Dans sa colère, il se montre au naturel, grossier, violent et il oublie le rôle qu'il a voulu jouer jusqu'à ce moment.

*Appréciation.*

Au moment de son arrivée, il était loquace, incohérent avec agitation vive et extravagances dans les actes.

Pif-paf, répétait-il, je ne suis pas fou, c'est ma tante, on a coupé le nez à ma femme; puis il se précipitait à mes genoux qu'il embrassait. Nous lui avons laissé croire qu'il était fou, bien fou, que son langage et sa manière d'être en étaient une preuve indubitable.

Dès que nous avons pu l'interroger, nous avons constaté que la mémoire était conservée, qu'il pouvait répondre aux questions de temps et donner des renseignements précis quand il ne craignait pas de se compromettre; mais aussitôt qu'on lui parlait de ses vols et de son existence antérieure, le trouble intellectuel repassait de suite.

Après s'être livré à un verbiage insensé, il devenait subitement calme et répondait convenablement.

Ces alternances de surexcitation et de tranquillité d'aussi courte durée, démontrent qu'elles sont volontaires.

On ne peut admettre qu'un aliéné, qui, la veille, était incapable de comprendre la question la plus simple, puisse le lendemain avoir recouvré l'intégrité de ses facultés pendant quelques instants pour répondre avec intelligence sur certains faits et déraisonner en même temps sur d'autres.

Un accès de manie aiguë peut guérir très vite, mais alors la récidive ne surviendra pas quelques heures après.

Même dans la forme intermittente, caractérisée par des phases d'agitation et d'accalmie, si le malade peut soutenir une conversation il ne vous dira pas que sa femme se nomme Dix Héric, pour affirmer cinq minutes après que son nom est Lacaille.

Il ne prétendra pas qu'il a reçu 40 coups de bâton sur la tête et qu'on l'a crucifié pendant la nuit.

Or, G... n'est pas tourmenté par des hallucinations, n'éprouve aucune illusion interne et son sommeil est paisible.

Quand il soutient qu'il entend la voix de sa femme, il ment autant que lorsqu'il nous répond qu'il est né en 1855 et qu'il est orphelin depuis 1853.

Il est bien invraisemblable que le prévenu se souvienne que dans le monde des camelots et des souteneurs il est surnommé dégueulasse et qu'il se croie enfermé à Maréville depuis des années.

Il manifeste quelques idées de persécution, accuse sa tante de l'avoir fait enfermer pour le déshériter. Ensuite, il oublie qu'il nous a désigné cette tante comme une ennemie redoutable et nous demande à aller habiter avec elle à Montreuil.

Jamais un persécuté ne songera à se rapprocher de son persécuteur, puisque son unique préoccupation est de le fuir.

Nous le prévenons que nous allons écrire à sa femme et nous mettons sous ses yeux l'adresse suivante :

Mme Lacaille, à Montreuil. Il fait semblant d'épeler, bien qu'il sache lire couramment et crie : « Dix.... dix.... Ernest. »

Il nous a remis des carrés de papier auxquels il feint d'attacher une grande valeur. Ce sont des dessins informes, une grossière contrefaçon de billets de banque.

Il ne peut s'empêcher de rire en nous les offrant pour indemniser les victimes de ses vols.

Enfin, nous savons que G... changeait d'attitude et de langage dès qu'il n'était plus en notre présence et que ce n'est que pendant nos interrogatoires qu'il se montrait excité ou déprimé, qu'il déraisonnait et se livrait à des extravagances de toute sorte.

*Conclusions*

1° G... a simulé la folie ;
2° Il est entièrement responsable.

LANGLOIS.

Condamné à deux ans de prison.

# RAPPORT

SUR

## L'ÉTAT MENTAL DU NOMMÉ DE...

INCULPÉ DE VIOLS

### Folie simulée

Dès que nous nous sommes trouvés en sa présence, D... a écrit sur une ardoise : « Je suis sourd-muet. »

Pendant les premiers jours, il refusait de lire les questions que nous lui posions par écrit, se montrait d'un caractère irascible et ne cherchait qu'à s'évader.

Depuis quelque temps, il a modifié sa conduite ; la camisole de force l'a rendu convenable ; aussi nous donne-t-il tous les renseignements désirables, mais en affirmant toujours qu'il y a erreur dans la personne et qu'il est réellement sourd-muet.

A première vue, on aurait pu le prendre pour un imbécile paraissant ne rien comprendre, riant niaisement et gesticulant d'une façon ridicule. Il agissait ainsi afin de pouvoir observer ce qui se passait dans son entourage et réfléchissait aux moyens qu'il emploierait pour nous tromper.

Nous avons appris par les surveillants qu'il passait son temps à converser, au moyen de son ardoise, avec un de nos malades qui est en bonne voie de guérison et capable de lui fournir des indications sur les habitudes des aliénés.

Comprenant qu'il y avait pour lui peu de chances d'évasion et que nous le conserverions tant qu'il nous mettrait dans l'impossibilité de constater son état mental, il cessa de faire l'imbécile et de gesticuler comme un halluciné.

Un matin, il vint à nous et nous présenta son ardoise sur laquelle nous pûmes lire : « Je ne suis pas fou, je suis responsable de mes actes. »

Actuellement, il ne présente plus aucun symptôme d'aliénation mentale, il est très propre, a soin de sa personne et sa manière d'être n'a rien de commun avec celle d'un aliéné.

Son écriture, son orthographe révèlent une instruction au-dessus de la moyenne. L'intelligence est bien développée, le jugement et le raisonnement ne font pas défaut.

Il a une notion exacte du bien et du mal, puisqu'il se reconnait responsable.

Son système de défense consiste à affirmer qu'il y a erreur, qu'on le prend pour un autre, qu'il est innocent des faits qui lui sont reprochés.

Il sait qu'on a des doutes sur son identité et sa finesse d'observation l'a fait remarquer, au moment de la confrontation avec ses victimes, que celles-ci n'étaient pas très affirmatives.

Comme il a toujours commis ses attentats sur des routes désertes, à la nuit tombante, il pense qu'il ne sera pas reconnu.

Le 18 mai nous lui envoyons un nouveau questionnaire qu'il remplit. En lisant ses réponses, il est facile de voir qu'il craint de se compromettre, qu'il continue à nier ou qu'il répond d'une manière évasive. On remarque aussi qu'il semble avoir perdu la mémoire.

Il ne se souvient plus de ses condamnations antérieures, ni d'avoir porté une plaque avec l'inscription : sourd-muet colporteur.

Il recommence donc à faire le simple d'esprit tandis qu'il n'est qu'un effronté menteur.

Du reste il est facile de démontrer qu'il simule l'amnésie.

Il s'occupe aux travaux de l'intérieur et tout ce qu'il fait est bien fait, il joue aux cartes, lit tous les journaux avec curiosité.

Il a conscience de sa situation, puisqu'il nous prie de terminer notre rapport parce qu'il ne veut plus rester avec des aliénés.

Quand il nous adresse une lettre, il met exactement la date, le mois et l'année.

Il refuse de faire des aveux, parce qu'il espère toujours mettre le doute dans l'esprit des jurés, arriver à un acquittement ou du moins à atténuer la peine qui doit le frapper.

C'est un être rusé et vicieux qui s'entête à dire que les témoins à charge se trompent d'individu.

Enfin, nous devons nous demander si au moment des attentats à la pudeur et des viols, il n'aurait pas été affecté de folie impulsive. Non, il n'a pas été contraint par une force à laquelle il n'a pu résister.

Son existence antérieure, sa manière d'agir depuis que nous l'observons prouvent qu'il est doué d'une volonté énergique, susceptible de réfréner ses mauvaises passions et ses appétits sexuels.

D'ailleurs les impulsifs ne nient pas les faits qui leur sont imputés, ils vont parfois se livrer eux-mêmes à la Justice, ne cherchent pas à se disculper et disent simplement : « C'était plus fort que moi, je n'ai pu m'en empêcher. »

En résumé, il est très intelligent et s'il a des instincts pervers, des penchants érotiques, ce n'est ni un aliéné, ni un imbécile.

Abandonné à lui-même dès l'enfance, il a appris à connaître les hommes et les choses et sa vie errante a contribué à lui donner de l'expérience. Quant à la surdi-mutité, affirmée par les uns, démentie par les autres, notre avis est qu'elle est également simulée.

Voici sur quelles raisons nous établissons cette opinion.

Il sait très bien lire et écrire et il affecte de ne pas comprendre les signes manuels des sourds-muets. Or, c'est précisément au moyen des diverses positions des doigts, qu'on leur apprend l'alphabet.

Il est donc impossible qu'il ait appris à distinguer les caractères d'imprimerie, s'il ignore la méthode d'enseignement indispensable à tous les autres. Nous avons essayé à plusieurs reprises de le surprendre, en laissant tomber derrière lui, des clefs, de la monnaie, en le faisant appeler brusquement. Jamais il n'a sourcillé, ce qui confirme son énergie morale.

*Conclusions.*

1° Le prévenu ne présente aucun symptôme d'aliénation mentale ;

2° Il a d'abord simulé l'agitation maniaque, puis l'imbécilité avec perte de la mémoire ;

3° Que la surdité-mutité soit réelle elle n'amoindrit en rien sa responsabilité ;

4° Au moment des actes qui lui sont reprochés il jouissait de la plénitude de ses facultés ;

5° Il est responsable.

LANGLOIS.

Traduit en cour d'assises, Den... a refusé de répondre par écrit et de se mettre en communication avec un professeur de l'institution des sourds-muets.

Condamné à vingt ans de travaux forcés et vingt ans d'interdiction de séjour.

# RAPPORT

SUR

## L'ÉTAT MENTAL DU NOMMÉ J...

INCULPÉ DE TENTATIVE D'ASSASSINAT

---

### Folie simulée.

*Exposé des faits.*

J... a déjà subi cinq condamnations pour vols et douze pour rupture de ban.

Il fut mis en liberté la dernière fois, en 1881, et comme il manifestait de bonnes intentions, le directeur de la prison le recommanda à la Société de patronage des libérés et obtint pour lui un emploi aux contributions directes.

J... paraissait très heureux de loger chez M^me^ R..., qui lui servait de femme de ménage.

Il apportait toutes les semaines ce qu'il gagnait au directeur de la prison qui lui laissait dix francs comme argent de poche ; il sortait rarement et ne fréquentait personne. Deux fois seulement, il est allé à la campagne avec ses propriétaires, et on ne l'a vu quitter son domicile que pour aller chercher ou rendre son travail.

Le 5 mai, J... prevint sa propriétaire qu'elle pouvait disposer de sa chambre, ajoutant qu'il regrettait beaucoup de la quitter, mais qu'il ne pouvait plus rester dans le quartier, à cause des filles salariées par la police.

On croit que dans les derniers temps le prévenu se livrait à la boisson.

A la fin de la semaine, J... se rendit à la prison comme d'habitude ; il parut exalté, se plaignit d'être suivi par des agents payés, disant que c'était infâme d'avoir fait connaître sa situation à la femme R..., et que s'il avait eu un revolver il eût fait un mauvais coup.

Quelques jours après, il se présenta au bureau des contributions, rapportant un travail inachevé et disant : « Je ne puis plus travailler, j'ai une fièvre à ne pas tenir la plume, on me persécute depuis cinq mois, j'ai entendu un individu dire que je suis un vagabond. »

Il prétendit que son existence était intolérable, qu'on riait de lui, qu'on était allé jusqu'à installer une machine, car, un soir, il avait vu entrer dans sa chambre une espèce de fumée avec des bonshommes qui dansaient dedans. Il était poursuivi par des bêtes féroces qu'on nomme la police secrète ; un jour, il en avait compté trente sous sa fenêtre.

D'après le témoignage du mari, jamais le prévenu n'a été inconvenant à l'égard de sa femme, il se bornait à lui répéter qu'il l'aimait et la respectait tout autant.

Un jour, cependant, il lui arriva de lui serrer la main avec tant de force qu'elle se mit à crier.

Le 13 mai, J... était décidé à en finir et quand elle vint pour faire sa chambre il lui déclara qu'il était excessivement malheureux qu'elle ne puisse lui appartenir.

La femme R... lui dit : je viens bien tard. Oh ! cela ne

fait rien, répondit J..., qui se tenait sur la porte probablement pour voir si personne ne montait et ayant eu soin de mettre à portée de sa main un poids d'horloge.

La femme R... avait déjà enlevé les draps et se disposait à soulever le matelas, quand elle se sentit saisie par la taille et avant qu'elle eût le temps de se dégager elle fut frappée à la tête.

Le premier coup fut amorti par le chignon et le peigne qui fut brisé. Elle parvint à se retourner à moitié, c'est alors qu'elle reçut trois blessures et put néanmoins appeler au secours.

On chercha inutilement J... pendant deux heures, et ce n'est que plus tard qu'on le vit sur le palier, sortant d'une autre chambre où il s'était caché.

Il dit tranquillement : « Faites de moi ce que vous voudrez, je suis fou. »

On retrouva le poids dans la boîte à horloge où il avait été replacé, l'anneau était fraîchement brisé et la corde coupée par une section bien nette.

*Examen direct.*

Depuis son entrée à Maréville, J... est calme, se conduit convenablement et répond avec intelligence à toutes les questions de temps et de lieux. Toutes les fonctions physiologiques s'accomplissent normalement et le sommeil est paisible.

Il est d'un tempérament sanguin, d'une constitution robuste ; les cheveux et la barbe sont blancs, mais s'il était rasé il paraîtrait plus jeune de plusieurs années.

Le crâne est bien conformé ; le front haut et large, surplombe les orbites ; le teint est coloré, l'œil vif, et quand

J... s'anime en causant, le regard, accompagné d'un froncement de sourcils, devient dur et perçant. Les lèvres purpurines, épaisses, relevées aux coins, sont un indice de sensualité. Actuellement ses facultés intellectuelles ne sont ni troublées, ni affaiblies. Il donne avec précision tous les renseignements possibles sur sa vie passée. Il nous répète que depuis longtemps il était persécuté par des auxiliaires de la police secrète, qu'on se moquait de lui, qu'on a essayé de l'empoisonner avec un gaz qu'il ne peut définir et qui venait de la chambre d'une fille soumise demeurant au-dessus de lui.

Interrogé sur les motifs qui l'ont poussé à attenter à la vie de la femme R..., il répond : « C'est dans un moment de trouble que ce crime a été commis, car je l'aimais à la folie. »

Nous lui faisons observer qu'en admettant qu'il ait été tourmenté par la police, sa conduite à l'égard de sa victime est incompréhensible, qu'il n'existe aucun rapport entre les conceptions délirantes qu'il invoque et une tentative d'assassinat sur une personne qu'il adorait.

Nous lui disons qu'il n'y a qu'une manière d'expliquer cet acte de brutalité, c'est qu'il l'a commis parce qu'il désirait vivement posséder l'objet aimé, qu'il voulait à tout prix avoir, par la violence ce qu'il n'avait pu obtenir par des supplications ; qu'en assommant la femme R... il espérait provoquer un évanouissement et satisfaire ses désirs charnels.

Il se récrie en protestant de la pureté de ses sentiments et de son respect.

Nous revenons aux hallucinations qu'il accuse et nous lui demandons s'il a vu ses persécuteurs.

Jamais répond-il, sans hésitation.

Le soir à la contre-visite, il dit à l'un des internes, qu'il en a aperçu un qui mettait des lunettes bleues, pour ne pas être reconnu.

On sait que dans un de ses interrogatoires, il a prétendu qu'il en avait vu trente sous sa fenêtre.

Hier matin, nous lui avons tenu le langage suivant : « Si vous n'êtes pas fou, vous serez condamné à temps « et vous aurez l'espoir de sortir de prison, tandis que si « vous êtes enfermé à Maréville, où je vous placerai au « quartier des dangereux, ce sera pour toute votre vie. »

Il a pâli subitement et a dit : « mais, vivre avec ces gens là ce serait à devenir fou. »

*Discussion.*

D'après ce qui précède, nous devons nous placer entre deux hypothèses. J... a été atteint de délire partiel avec prédominance d'idées de persécution et hallucinations des sens ou il a simulé la folie.

Ce qui frappe d'abord, c'est qu'il n'existe aucune relation entre l'acte incriminé et les idées délirantes et les hallucinations qu'il prétexte. On comprend aisément, et les exemples abondent, qu'un persécuté cherche à se débarrasser de ses ennemis imaginaires; qu'un halluciné, obsédé par des voix intérieures finisse par leur obéir; mais il est inadmissible que l'inculpé voulant se venger de la police secrète assassine la femme qu'il aime.

Il a écrit une lettre au juge d'instruction dans laquelle il déclare qu'il a eu l'intention de tuer la femme K... et de se suicider aussitôt.

Cet argument est puéril; J... n'a jamais songé à

s'assommer lui-même avec le poids d'horloge, ni à un autre genre de mort violente. S'il avait été bien décidé à ne pas survivre, pourquoi est-il resté caché pendant deux heures dans une chambre attenante. Si, croyant entendre des injures, sentir un gaz méphitique il s'était précipité sur ses collocataires en frappant à tort à travers; il eut été dans son rôle de persécuté halluciné; mais nous le répétons il n'existe aucun enchaînement entre le trouble mental dont il dit avoir été affecté et la tentative de meurtre.

J... affirme que c'est dans un accès de folie passagère qu'il a frappé et que le seul mobile est que celle qu'il aimait tant avait été instruite de son passé par une *meute exécrable*. Cet aveu confirme l'opinion que nous avons émise plus haut à savoir que le prévenu se sachant méprisé par celle qu'il désirait ardemment a employé la force, puisque les prières avaient échoué.

L'enquête nous a appris que J... était un ponctuel employé, qu'il ne fréquentait personne, qu'il était sorti brusquement de ses habitudes, en buvant davantage de vin et pour cinquante centimes de mauvaise eau-de-vie par jour.

Il y a donc lieu d'examiner si l'inculpé n'a pas été atteint d'alcoolisme.

Nous l'avons questionné à ce sujet, il nous a répondu qu'il n'avait fait des excès de boisson que pendant quatre jours et qu'il mélangeait cette eau-de-vie avec son café.

Nous avons remarqué que la signature qu'il a apposée au bas de son interrogatoire est tremblée; mais il nous a expliqué que cela tenait à l'émotion qu'il ressentait.

Il nous reste à voir si J... n'a pas été frappé de folie morale, appelée aussi folie dans les actes, s'il n'a pas été contraint par une force à laquelle il n'a pu se soustraire.

L'impulsion irrésistible est avant tout caractérisée par la soudaineté de l'acte.

L'impulsion ne peut plus être qualifiée d'irrésistible quand le sujet prépare son plan d'avance, prend toutes les précautions pour en assurer la réussite.

Irrésistibilité et préméditation sont deux antipodes, deux modes d'être de la pensée, diamétralement opposés.

Or, le prévenu détache le poids d'horloge à trois heures et sa femme de ménage venait d'habitude vers quatre heures.

Le jour du crime elle n'est arrivée qu'à cinq heures. L'assassin a donc eu le temps de réfléchir, de se déterminer, de peser les conséquences.

J... se défend de toute idée de viol et jure qu'il n'a jamais éprouvé qu'un amour platonique sans arrière pensée. Et quelques jours auparavant il avait dit à la femme R... qu'il ne pouvait plus vivre sans elle. Quelques instants avant l'attentat il lui avait répété qu'il était très malheureux de ne pouvoir la posséder. Il nous a écrit que son bras était retombé inerte, en entendant le cri poussé par celle qu'il aimait plus que sa vie.

Toutes ces allégations sont mensongères. Il lui porta encore trois coups et sa victime parvint à lui échapper au moment où il se baissait pour ramasser le poids qui était tombé de sa main.

Quand on le retrouva après deux heures de recherches, il dit : « Faites de moi ce que vous voudrez, je suis fou. »

Il l'était si peu qu'il s'était enfermé à clef et avait replacé le poids dans la boîte à horloge ; précautions qu'un impulsif n'aurait pas prises.

De tous ces faits, il ressort que le prévenu aimait passionnément la femme R..., qu'il l'a suppliée de se donner à lui ; qu'en présence de son refus, il n'a plus eu qu'une pensée : la posséder évanouie ou morte.

En résumé, depuis que nous observons J..., il n'a ni le facies, ni l'attitude, ni le langage d'un persécuté halluciné.

Ce n'est ni un alcoolique, ni un impulsif, et ses paroles sont en contradiction avec ses actes, ce qui ne doit pas être dans le délire des persécutions.

Il a reporté son travail au bureau des contributions en disant qu'il avait la fièvre et s'est montré très exalté à la prison.

En se conduisant de la sorte il préparait la mise en scène, cherchait des témoins à décharge et simulait les signes précurseurs d'un accès de folie qu'il se proposait d'invoquer après le crime. Aussi dès qu'on se saisit de sa personne, il s'écrie : « Je suis fou. »

*Conclusions.*

1° Au moment de l'acte incriminé, J... jouissait de son libre arbitre ;

2° Il a simulé la folie ;

3° Il est responsable.

LANGLOIS

Condamné à cinq ans de prison.

# RAPPORT

SUR

## L'ETAT MENTAL DU NOMMÉ HOF...

INCULPÉ DE MENACES DE MORT ET OUTRAGES AUX MAGISTRATS

---

### Folie simulée.

*Exposé des faits.*

Hof... nous ayant fait des aveux complets, il est inutile de nous appesantir sur les actes antérieurs à son entrée à Maréville. Nous relaterons brièvement les circonstances principales du drame qu'il a joué et dont les circonstances auraient pu être plus graves pour lui-même.

Dans la nuit du 12 octobre 1879, les habitants de la rue Saint-Julien, à Nancy, étaient réveillés par le bruit d'une arme à feu. Ils trouvèrent un homme gisant sur le trottoir et baignant dans son sang.

Le blessé leur déclara être victime d'une tentative d'assassinat, il les lança à la poursuite de son agresseur qu'ils ne purent retrouver ni apercevoir.

Transporté à l'hôpital, le prévenu fit le lendemain la déclaration suivante au commissaire de police :

« Ce matin, vers une heure, j'ai dépassé un individu,
« grand, maigre, portant un chapeau de haute forme,

« avec pardessus gris. Arrivé dans la maison que j'ha-
« bite, j'ai laissé la porte entr'ouverte pour voir ce que
« ferait cet individu qui semblait me suivre.

« Je l'avais déjà vu trois jours de suite dans les cou-
« loirs de la gare, ce qui m'intriguait, parce que mon
« père et moi, ainsi que le commissaire d'Ars-sur-Moselle,
« avons reçu des lettres nous menaçant de mort si je ne
« rentrais pas au service de la Prusse. Soupçonnant que
« ce pouvait être l'auteur des lettres anonymes, je suis
« ressorti, je l'ai suivi jusqu'à la rue des Tiercelins où je
« l'ai perdu de vue.

« Revenu dans la rue Saint-Julien, je suivais le trottoir
« lorsque j'ai entendu un coup de feu un peu en avant de
« moi, à droite, j'ai senti mon bras gauche engourdi, j'ai
« vu mon paletot brûler et mon sang s'est échappé en
« abondance de la blessure que m'avait faite celui que je
« n'ai pu voir. Étant tombé sur le coup, j'ai crié et des
« voisins sont venus à mon secours cinq minutes après,
« puis des agents m'ont porté à l'hôpital. J'ai entendu les
« pas d'un individu qui se sauvait, mais comme je ne
« l'ai pas vu, je ne puis accuser personne. »

Les médecins de l'hôpital, après avoir examiné la blessure située au tiers inférieur du bras gauche, terminent ainsi leur rapport.

— La blessure a été produite par un coup de feu tiré à brûle-pourpoint.

— Il est impossible que Hof... n'ait pas vu son agresseur.

— Il est beaucoup plus vraisemblable que c'est lui-même qui s'est tiré le coup de pistolet ; cependant nous ne saurions affirmer que cette hypothèse est seule possible.

*Commémoratifs.*

Hof... fut transporté à l'infirmerie de la prison où, quelques jours après son admission, il présenta des signes de dérangement intellectuel.

Il devint triste, taciturne, fuyant la société des autres détenus. Une nuit il décrocha le crucifix, le plaça dans son lit, puis se coucha à terre les bras en croix. Il raconta que son père était mort frappé de trois coups de couteau, sous ses yeux. Il refusa de manger et accepta la nourriture quelques instants après.

Les médecins de la prison ayant émis l'opinion qu'il devait être confié à un spécialiste, le prévenu me fut amené en observation.

*Examen direct.*

Hof... est âgé de 17 ans, d'un tempérament nerveux. Le crâne est bien conformé ; mais il existe du strabisme convergent et nous apprenons qu'à l'âge de quatre ans, il a eu des convulsions.

Il n'y a jamais eu d'aliénés, ni d'épileptiques dans sa famille. Pendant la première nuit qu'il a passée à Maréville, il a quitté plusieurs fois son lit et s'est livré à une pantomime ridicule.

Le lendemain nous le faisons appeler et dès qu'il est en notre présence il lève les yeux au ciel, marmotte des paroles inintelligibles et refuse de répondre à mes questions.

Nous lui disons brusquement qu'il ne sait pas faire le fou, quoiqu'il ait pu étudier les aliénés, puisqu'il a été employé comme ouvrier ferblantier à Maréville pendant quelques mois.

Il rougit et nous lui faisons remarquer qu'un aliéné ne rougirait pas, parce qu'étant atteint d'un désordre intellectuel aussi profond que celui qu'il affecte, il ne nous comprendrait pas. Nous le quittons en le prévenant que nous serons prêts à l'entendre quand il cessera de se conduire de la sorte.

A peine étions nous sortis, qu'il s'adressait au surveillant en lui disant qu'il voyait bien qu'il ne pourrait pas nous tromper et demandant de quoi écrire.

Une heure après nous recevions une lettre dans laquelle, il sollicitait un entretien particulier pour nous faire part de ses *projets gigantesques.*

Amené dans notre cabinet, il nous prie de faire sortir l'infirmier qui l'a accompagné et se trouvant seul avec nous il dit :

« Eh ! bien, c'est moi qui ai écrit les lettres anonymes,
« les menaces de mort au juge d'instruction, c'est moi
« qui me suis tiré le coups de pistolet, c'est moi qui ai
« tout fait et je me repens bien aujourd'hui. »

Dans quel but avez-vous agi de la sorte?

Je voulais me tuer, répond-il.

Nous le prévenons que s'il veut recommencer à mentir, nous ne l'écouterons pas davantage et que nous ne croirons jamais qu'il ait eu l'intention de se suicider. Il hésite quelques instants et se décide à nous raconter ce qui suit :

« Au mois d'août dernier je suis allé chez mes parents,
« comme j'étais resté trop tard au lit mon père me fit
« des reproches, la querelle s'envenima, je reçus un
« soufflet. Ma mère s'en mêla et me frappa légèrement,

« alors je la poussai contre le mur, je saisis une chaise « et je la frappai brutalement ;

« Les passants s'étant attroupés, mon père me menaça « de me faire enlever par la police prussienne si je reparaissais devant lui. Je suis monté dans ma chambre et « le lendemain je suis parti pour Nancy.

« Depuis je n'ai plus eu qu'une idée, forcer ma famille « à me rappeler dans son sein.

« J'ai commencé à écrire toutes ces lettres anonymes, « pensant que devant les menaces de mort qu'on me « faisait, mon père me pardonnerait. J'étais désolé « d'avoir frappé ma mère. »

Nous lui faisons observer que pour obtenir le pardon de sa mère, il n'était pas nécessaire d'employer de tels moyens.

Que vouliez-vous que je fasse, dit-il en pleurant, puisque mon père m'avait menacé de me chasser. A quel moment vous êtes-vous débarrassé de votre arme?

Je ne puis donner aucun renseignement à ce sujet, m'étant évanoui sur le coup.

Nous sommes encore obligés de lui faire remarquer qu'il ment de nouveau, puisqu'il a indiqué aux voisins venus à son secours, la rue par laquelle le soi-disant agresseur avait fui.

Trois jours après Hof... réclame une nouvelle entrevue qui lui est aussitôt accordée.

Au moment où, il entre dans notre cabinet, nous l'avertissons que s'il n'est pas disposé à parler avec franchise, il peut se retirer.

Si, fait-il, je vais confesser toute la vérité. Je me suis arrêté devant l'égout où l'on a retrouvé le revolver. J'ai appuyé le canon sur le côté gauche (nous l'interrompons en lui répétant que nous ne croirons jamais à son intention de se suicider), sur le bras gauche, reprend-il, j'ai fait feu, j'ai jeté le revolver dans la bouche de l'égout, j'ai couru quelques pas, je me suis laissé tomber et j'ai crié au secours.

Si votre stratagème avait pu réussir, si vos parents vous avaient rappelés au milieu d'eux, y seriez-vous resté ?

J'aurais pu habiter chez eux jusqu'à vingt ans, mais sachant qu'à cette époque j'aurais été soumis à la loi prussienne, et ne voulant pas servir contre la France, je serais retourné en Amérique.

Interrogé sur son premier voyage, il nous apprend, qu'en 1874, il s'est rendu à Anvers, que son père lui a envoyé l'argent nécessaire pour la traversée, et qu'arrivé à New-York, il possédait quarante francs.

Recueilli par un oncle, il est resté quatre mois en Amérique, passant ses journées à vagabonder; puis il est revenu en France, rapatrié par les soins d'une Société de bienfaisance.

*Appréciation.*

Le prévenu répond avec intelligence à toutes les questions qu'on lui adresse, la mémoire est bien conservée, le jugement et le raisonnement sont en rapport avec l'instruction qu'il a reçue.

Les faits que nous avons rapportés dénotent une énergie peu commune.

Doué d'une imagination ardente et influencé par la lecture de romans, il s'enfuit du toit paternel à l'âge de treize ans, s'embarque pour l'Amérique afin d'y faire fortune.

Trop jeune et trop paresseux, il revient au pays.

De retour, il passe ses journées dans l'oisiveté ; la soif de l'or, l'envie de s'enrichir ne l'abandonnent pas. Il bâtit des châteaux en Espagne, forme des projets qu'il qualifie de gigantesques et consistant à aller trafiquer avec les Indiens.

Pour réaliser ses rêves, il ne peut se contenter d'une somme aussi minime que la première fois, puisqu'il lui faut des marchandises et en particulier l'article de Paris, pour ses échanges avec les sauvages.

Il a beau réfléchir, il ne trouve qu'un moyen de se procurer les fonds indispensables à son entreprise : c'est de s'adresser à sa famille ; mais il n'ose pas parce qu'il a été chassé par son père.

Alors, pour satisfaire son idée dominante, il veut se rendre intéressant et mettre ses parents en demeure de le faire revenir.

Il se dénonce comme espion allemand aux magistrats Français, il invente une société secrète ; les lettres anonymes et les menaces pleuvent de tous côtés.

Il ne veut, à aucun prix, servir dans l'armée allemande, mais il sait qu'il peut habiter Ars jusqu'à vingt ans, temps suffisant pour arracher à sa famille l'argent dont il a besoin.

Il ne cesse d'écrire à son père que s'il ne lui facilite pas les moyens de quitter l'Europe, ils seront assassinés tous les deux.

Fatigué d'attendre, il se décide à brusquer les choses, et s'arrange pour faire croire à une tentative de meurtre, étant persuadé que son père n'hésitera plus à le retirer d'une ville où sa vie est constamment en danger.

Conduit en prison, il réfléchit aux conséquences de ses actes, il prévoit qu'il sera condamné et sa fertile imagination lui conseille de simuler la folie.

En résumé, le prévenu est un dévoyé ayant totalement manqué de direction pendant son enfance, alors qu'il aurait fallu une main ferme pour le conduire.

Ce besoin de voyager qui se manifeste dès l'âge de treize ans, est le résultat de ses lectures.

Incapable de s'astreindre à un travail manuel qui lui répugne, il ne songe qu'à tenter fortune pour jouir vite de l'existence.

Abandonné à lui-même à Nancy, privé de conseils salutaires, nous estimons que Hof... a droit à l'indulgence de ses juges, et rappelons à cet effet qu'il a eu des convulsions pendant la première enfance, convulsions qui ont pu agir sur l'évolution cérébrale :

*Conclusions.*

Hof... a simulé la folie.

Au moment des actes qui lui sont reprochés, il jouissait de sa raison.

Il est responsable.

LANGLOIS.

Hof... a été condamné au minimum de la peine.

# RAPPORT

SUR

## L'ÉTAT MENTAL DU NOMMÉ S...

INCULPÉ DE VOLS AVEC EFFRACTION

---

### Folie simulée.

*Exposé des faits.*

Au mois d'avril, à trois heures du matin, S... fut surpris en flagrant délit de vol dans le poulailler du sieur Cl... Il avait forcé la porte à l'aide d'une pince de carrier, appartenant à son père, et qui fût retrouvée sur les lieux.

L'attention du domestique qui ne dormait pas encore fut attirée par l'éclat d'une lumière qui brillait dans le poulailler.

Il sauta de son lit et dans ce mouvement fit tomber un escabeau, ce qui donna l'éveil au voleur.

Celui-ci prit aussitôt la fuite, emportant une poule qu'il lâcha bientôt et se réfugia dans l'écurie de son père.

Le domestique qui le suivait de près ne put l'atteindre, et quoiqu'il arrivât à temps pour introduire son bâton entre la porte, S... parvint à la fermer et à pousser le verrou en dedans.

La mère de ce dernier apparût presque aussitôt à la fenêtre et dit au domestique : « Entre si tu veux, tu trouveras mon fils couché dans son lit. »

De son côté, le père de l'inculpé allait réveiller le garde-champêtre et lui tenait ce langage : « On vient d'entrer dans un poulailler pour y mettre le feu ou pour y prendre des poules. On nous agonise de sottises et on accuse mes enfants qui sont couchés. »

Deux témoins avaient pu, grâce au clair de lune qui existait à ce moment, reconnaître S... dans l'individu qui s'était introduit dans le poulailler.

Quelques mois auparavant, et à la suite de nombreux incendies survenus dans la commune, S... avait été arrêté, ainsi que les autres membres de sa famille. L'opinion publique leur attribuait sept sinistres ayant éclaté dans des poulaillers.

Malgré de graves présomptions ils furent relâchés, faute de preuves.

Cette famille est peu estimable. La mère a volé des ételles, des poules et a été condamnée aussi pour coups et blessures.

On accuse le père d'un vol d'effets.

### *Examen direct.*

S... est âgé de 21 ans : il a le crâne volumineux, il louche, il a le visage glabre et se balance en marchant.

A première vue, il a tout à fait l'air d'un imbécile.

Dès qu'on lui adresse la parole, il rit niaisement ; quand on lui parle sévèrement, il prend un air contrit et se met à pleurnicher.

Depuis son entrée, il est calme, paraît très indifférent, s'occupe aux travaux de l'intérieur, dort et mange bien.

Interrogé sur ses vols, il se renferme dans des dénégations continuelles. Voyant qu'il est impossible de le faire sortir de ce système de défense, nous affectons de ne pas lui parler pendant quelques jours et nous chargeons un de nos internes de le questionner dans un certain ordre d'idées.

On lui presente une montre, il ne peut lire l'heure ; on lui exhibe des pièces de monnaie, il ne peut évaluer la somme ni en francs, ni en sous, et semble ne pas distinguer le cuivre de l'argent. On le prie de compter jusqu'à dix ; il le fait en oubliant le chiffre sept. Il refuse tout ce qu'on lui offre et s'empare de divers objets qu'on laisse exprès traîner à portée de sa main.

En outre, le surveillant le suprend lisant fort attentivement un journal, et ce qui nous enlève toute espèce de doute, c'est qu'il a joué aux dominos d'une façon intelligente et très bien compté ses points.

Sur ces entrefaites, nous le faisons passer au quartier des agités en lui disant que puisqu'il est idiot, c'est au milieu des fous qu'il finira ses jours.

Le surlendemain, il demande à nous faire une confidence et nous le faisons venir dans notre cabinet. Il essaie de se retrancher derrière son rire stupide et comme nous appelons l'infirmier pour le faire reconduire, il se rassied, balbutie quelques paroles inintelligibles, pâlit et rougit, fait des mouvements de déglutition répétés et manque de salive, comme les individus en proie à une émotion vive.

Nous posons sur la table une pièce de cinq francs, une de dix céntimes et une de cinq centimes.

— Voyons, lui disons-nous, dépêchez-vous de nous dire combien cela fait.

Il hésite encore et paraît tout interloqué.

Mais, ajoutons-nous, puisque vous lisez le journal, puisque vous jouez aux dominos, il est inutile de vouloir paraître plus sot que vous ne l'êtes.

Eh bien, dit-il, ça fait cent trois sous.

Quelle heure est-il à cette montre ?

Dix heures et demie, fait-il ; ce qui est exact.

Nous lui expliquons que ses mensonges ne lui serviront à rien et que s'il veut obtenir l'indulgence de ses juges, il devra répondre avec franchise.

Oui, dit-il, maintenant je ne peux plus mentir, j'ai volé des poules, mais je vous promets que ce n'est pas moi qui ai mis le feu et promettez-moi qu'on ne me poursuivra pas pour les incendies.

*Appréciation.*

Après ses aveux et la preuve qu'il est loin d'être un imbécile, comme il voulait me le faire croire, il paraîtra peut-être oiseux de discuter sa responsabilité.

Je dois cependant le faire, parce qu'on pourrait m'objecter que le prévenu est affecté de kléptomanie ou monomanie du vol.

En effet, ce qui frappe tout d'abord, c'est la spécialité de ses larcins, on le voit toujours pénétrant dans les poulaillers, ce sont toujours des poules qu'il cherche à dérober.

Ce penchant bizarre l'a fait surnommer le Viehnou, ce qui en patois lorrain signifie le putois.

La propension maladive au vol est avant tout caractérisée par le peu de valeur des objets, par leur diversité.

Le véritable kléptomane s'empare indistinctement de tout ce qui lui tombe sous la main ; il ne prémédite pas l'acte, il est subitement tenté par la vue d'une chose qui lui plait et ne pense pas aux conséquences qui peuvent en résulter.

Il préfère la quantité à la qualité et n'en tire aucun profit.

Du reste, ce symptôme se rencontre surtout dans la paralysie progressive, au début, dans la manie, la démence et l'imbécilité.

Or, S... n'est atteint d'aucune de ces formes d'aliénation mentale ; il savait fort bien qu'en volant des volailles, il portait préjudice à autrui ; il comprenait si bien qu'il était punissable, que la dernière fois, se sentant pourchassé par un domestique, il a lâché la poule afin de ramasser sa casquette, qui eût servi à prouver son identité.

Enfin, un malheureux idiot n'eût pas nié avec autant d'opiniâtreté, pour cette raison bien simple que l'état rudimentaire de ses facultés ne lui eût pas permis une telle dose de raisonnement.

Jamais il ne passera par la cervelle d'un imbécile de simuler la maladie mentale dont il est réellement atteint.

Donc, en faisant le simple d'esprit, il nous a démontré qu'il ne l'était pas.

En feignant de ne pas connaître la monnaie courante, ni l'heure à une montre, et en jouant avec intelligence aux dominos, il s'est démasqué lui-même.

Pour remplir entièrement la mission dont je suis chargé, je devrais aussi examiner l'hérédité criminelle existant dans sa famille.

Ses ascendants directs sont des voleurs et je crois qu'il

faut en tenir compte, tout en reconnaissant que le prévenu a une notion très nette du bien et du mal, qu'il est capable d'apprécier les divers genres de pénalités, attendu que s'il avoue ses vols, il craint seulement d'être poursuivi comme incendiaire.

Enfin, il a fait son service militaire.

*Conclusions.*

1° S... a simulé l'imbécilité;

2° Au moment des actes qui lui sont reprochés, il pouvait se déterminer ;

3° Il est responsable ;

4° A cause du milieu dans lequel il a été élevé, des mauvais exemples et de l'impunité que son père et sa mère cherchaient à lui assurer, nous estimons y a lieu d'atténuer la peine qui doit le frapper.

LANGLOIS.

Condamné au minimum de la peine.

---

# RAPPORT

SUR

## L'ETAT MENTAL DU NOMMÉ SAG. .

INCULPÉ DE VIOLENCES VOLONTAIRES

---

### Responsabilité.

*Antécédents.*

Le prévenu est un de nos anciens. malades, entré à Maréville en 1883, étant atteint atteint d'hystéro-épilepsie. Il était alors âgé de treize ans, avait des crises peu fréquentes et les troubles intellectuels consécutifs à ses accès étaient de très courte durée.

Son père est un épileptique que nous avons encore dans notre service et qui a en moyenne deux ou trois attaques par mois.

Sous l'influence d'une éruption eczémateuse, qui nécessita un traitement de plusieurs mois, le jeune Sag... vit ses crises diminuer, puis cesser tout à fait.

Nous le conservâmes encore pendant deux ans, puis il fut rendu à sa mère qui le réclamait.

*Examen direct.*

Depuis qu'il a quitté Maréville, c'est-à-dire depuis plus d'un an, le prévenu n'a jamais eu une seule attaque épileptiforme; mais il est devenu paresseux, ivrogne, porte la casquette des Alphonses de bas étage, une cravate rouge vif et des accroche-cœurs soigneusement pommadés.

La première fois que je l'ai visité à la prison, il s'est montré très insouciant et d'une gaîté factice.

L'interrogatoire suivant le peint tel qu'il est.

— Me reconnais-tu?

— Oui, Monsieur Langlois.

— Pourquoi es-tu en prison?

— Ma foi, je n'en sais rien.

— Tu as fait des menaces de mort à ta mère?

— Ce n'est pas vrai.

— Tu as ouvert un couteau en lui disant que tu lui plongerais dans le ventre si elle ne te donnait pas de l'argent?

— Ce sont des mensonges.

— Les voisins t'ont entendu et sont allés se plaindre à la police.

— Un tas de gouapes.

— Depuis que tu es sorti de Maréville, as-tu eu des attaques?

— Jamais.

— As-tu uriné au lit pendant la nuit?

— Non.

— Tu es devenu ivrogne?

— Il rit.

— Quel métier fais-tu?

— Je porte la pâte aux maçons.

— Combien gagnes-tu?

— Vingt sous par jour.

— Ce n'est pas beaucoup.

— Ma mère me nourrissait et puis j'ai ma marmite.

— Tu avoues cet ignoble métier ?

— Je serais trop bête de ne pas faire comme les camarades.

— Quand tu as frappé ta mère, tu étais saoûl ?

— Oui, j'avais bu pendant deux jours de suite.

— Ça t'arrive souvent ?

— Pas souvent, quand j'ai de la galette.

— Tu devines pourquoi je viens te voir ?

— Non, je ne suis pas fou, vous pouvez me faire examiner par d'autres médecins ; ils verront bien que j'ai toute ma raison.

— Préfères-tu la prison à Maréville ?

— Je préfère la prison.

— Cependant si tu es condamné à deux ou trois ans ?

— Tant pis, ça me corrigera.

— As-tu des maux de tête ?

— Non, M. Langlois.

— Jamais d'étourdissements ?

— Jamais.

— Tu ne ressens aucun malaise.

— (Il rit). Excepté les lendemains de cuite.

— Est-ce de l'absinthe que tu bois ?

— Rarement, plutôt du vin et de la bière.

Puisque ton père est à Maréville, on se demande si tu n'es pas fou.

— Non, j'ai toute ma raison, et je vous le dis, j'avais bu deux jours de suite, et si j'ai fait des menaces de mort je n'avais pas l'intention de faire du mal à ma mère.

— Ce sera dur d'être privé de vin, de tabac, etc...

— Je commence à m'y habituer.

— Réfléchis bien, je viendrai te revoir dans deux jours.

— C'est tout réfléchi ; pas la peine de vous déranger.

*Appréciation.*

Malgré l'hérédité incontestable dont la transmission s'est opérée directement entre son père et lui, nous nous trouvons en présence d'un jeune homme dont l'intelligence n'est ni troublée, ni affaiblie.

Il est vicieux, cynique, enclin à de mauvaises passions ; mais il ne présente aucun symptôme d'aliénation mentale.

Si l'épilepsie paternelle a été la cause prédisposante de la névrose dont il a été affecté à treize ans, on doit aussi admettre que la masturbation à laquelle il s'est livré, peut être considérée comme ayant déterminé ses crises nerveuses.

Après être sorti de notre asile, il a cessé ces pratiques solitaires en faisant la connaissance d'une fille soumise, et depuis trois années, il n'a même pas souffert d'un simple vertige.

N'oublions pas que l'hystéro-épilepsie est beaucoup moins grave que le haut mal et n'entraîne pas, comme celui-ci, l'obnubilation intellectuelle.

Enfin, c'est un malade bien guéri, avouant que c'est l'ivrognerie et le besoin d'argent qui le poussaient à faire des menaces à sa mère.

Nous le répétons, il n'y a chez lui aucune aberration mentale ; il est en mesure de réprimer ses mauvais instincts et l'ivresse n'est pas une excuse.

En résumé, aucun genre de folie, pas d'impulsion irrésistible, pas de nouvelles attaques ; ce qui nous permet de dire que le prévenu n'est ni fou, ni imbécile, ni épileptique.

1° Sag... est responsable.

LANGLOIS.

Condamné au minimum.

---

Les trois observations suivantes offrent cette particularité que les jeunes femmes qui en ont été les sujets n'ont été ni condamnées, ni placées dans un hospice d'aliénées, parce que si elles étaient folles au moment des actes, elles étaient guéries quand je les ai examinées.

Par conséquent, elles ne tombaient plus sous le coup de la loi de 1838.

# RAPPORT

SUR

## L'ÉTAT MENTAL DE LA NOMMÉE G... ADÈLE

INCULPÉE D'INFANTICIDE

---

La prévenue, que nous faisons venir à la pharmacie de la prison, se présente très convenablement. Elle regarde fixement, mais sans effronterie, et ne baisse les yeux que lorsqu'on lui parle de son crime.

Je remarque de suite que les pupilles sont largement dilatées et qu'il existe un léger défaut de prononciation.

Le crâne est bien conformé, les dents régulières, la voûte palatine est normale. Seules, les mains sont larges, épaisses et trop développées, en comparaison du reste du corps. Elle parle avec volubilité, gesticule, soupire et s'excite après quelques minutes d'entretien.

— Quel âge avez-vous?

— Vingt-un ans.

— Dormez-vous bien?

— Non, monsieur, je ne sais ce qui se passe en moi, il me semble que je suis dans un autre monde, que mon corps est en prison et mon esprit ailleurs.

— Veuillez me répondre plus positivement.

— Je ne puis, je voudrais pleurer et je ne peux pas, il y a des moments où je me fais horreur.

— Vous avez sans doute des remords?

— Je ne peux pas croire que c'est moi qui ai tué mon enfant, il me semble que c'est un rêve.

— Avez-vous des maux de tête?

— Oui, souvent.

— Et avant votre grossesse?

— Je souffrais très souvent là, au-dessus des yeux.

— Avez-vous éprouvé la sensation d'une boule remontant dans votre gorge.

— Non, mais j'avais souvent la poitrine comprimée.

— Vous savez ce que c'est que des hallucinations?

— Oui.

— En avez-vous eues?

— Jamais.

— Vous n'avez pas entendu une voix vous ordonnant de tuer votre enfant?

— Non, monsieur.

— Pourquoi l'avez-vous tué?

— Mon amant m'a fait des menaces de mort, il devait me tuer si je dévoilais son nom. Je savais aussi que le mariage entre nous était impossible à cause d'une haine existant entre nos familles.

— Avez-vous eu d'autres amants?

— Non, il venait à la maison plusieurs jeunes gens, mais je ne l'aurais pas trompé.

— Vous n'avez jamais senti votre raison vous échapper?

— Il y avait des moments où j'étais exaltée, le curé me prêtait des journaux, des livres saints, je lisais aussi beaucoup de romans qui me montaient la tête, alors je rêvassais pendant des heures.

— Vous avez étranglé votre enfant?

— Oui, je suis accouchée dans une chambre à côté de

celle de ma mère, je n'ai pas crié du tout, j'ai étouffé l'enfant que j'ai été jeter avec le délivre dans une fosse d'aisance.

— A-t-il crié ?

— Non, cela a été fait tout de suite.

— L'accouchement a-t-il été laborieux ?

— Il a commencé à dix heures du soir pour finir à trois heures du matin.

— Avez-vous beaucoup souffert ?

— Pas trop.

— Avant d'accoucher, aviez-vous l'intention de vous débarrasser de votre enfant ?

— Non, je ne puis croire que j'ai commis une action pareille, je n'avais pas ma tête à moi ; si je dois rester longtemps en prison, je deviendrai folle.

— Votre mère ne jouit pas de sa raison ?

— Depuis près de six ans elle est folle.

— Quelles particularités avez-vous observées.

— Elle voit des individus qui n'existent pas, un jour elle m'a dit : « Tiens, regarde cet homme qui est à côté de mon lit. » Il n'y avait personne.

— Et votre oncle paternel ?

— Il a eu aussi des accès de folie, on a été chercher une religieuse pour le garder et on a été pour l'emmener à Maréville.

— Était-il furieux ?

— Il battait ma tante, prenait du vin et le jetait dehors.

— Vous deviez savoir que dans le village on avait remarqué que vous étiez enceinte ?

— Mon amant m'avait proposé de me faire avorter, il avait même écrit à Nancy à un jeune homme qui lui a répondu que la loi punissait ces affaires ; il m'a alors conseillé de me faire des injections et de boire de l'absinthe,

— Avez-vous suivi ses conseils ?

— Non, je n'ai pas fait d'injections, je n'ai pas bu d'absinthe, et si j'ai dit cela à M. le Juge d'instruction, c'est pour bien prouver la paternité de T... Si l'enfant n'avait pas été de lui, il ne m'aurait pas fait de propositions semblables.

— Pourquoi vous êtes-vous donné à T..., sachant qu'il ne pouvait vous épouser ?

— Malgré mon empressement à le repousser, il venait toujours me voir, et il m'avait promis de ne jamais m'abandonner.

— Pourquoi avez-vous trompé votre cousin en feignant de l'aimer ?

— Lorsque j'ai reconnu que les parents de T... s'opposaient à notre union, j'ai résolu de l'oublier et d'en connaître un autre.

— Comment avez-vous pu avoir des relations sexuelles, même peu de temps avant l'accouchement ?

— Parce que je le craignais.

— Vous deviez penser que votre cousin apprendrait que vous aviez un amant ?

— J'espérais toujours qu'il me laisserait libre en cessant ses visites.

— Quelles idées aviez-vous pendant l'accouchement et au moment du meurtre.

— D'abord me voir mère d'un enfant que le père reniait, le déshonneur pour ma famille et pour moi, la honte d'apprendre cette nouvelle à ma mère qui ne se doutait de rien, et les menaces de mon amant, car j'ai encore peur de lui.

— Pensez-vous à la cour d'assises ?

— Je serai condamnée, je le mérite, je vous remercie, monsieur, de ne pas trop me mépriser, je suis un rebut de la société.

— Depuis quelque jours je vous trouve pâlie, ne mangez-vous pas assez ?

— Je pourrais, avec mon argent, améliorer ma nourriture ; je ne le veux pas, je dois me punir moi-même.

— Vous n'avez jamais connu votre père ?

— Non, je sais seulement qu'il buvait beaucoup d'eau-de-vie.

— Une dernière question : vous souvenez-vous des romans que vous lisiez de préférence ?

— Oui, la *Jeunesse du roi Henri*, la *Reine des barricades*, les *Amoureux de la princesse Palatine*, le *Bal des Victimes*.

### *Appréciation.*

Adèle est intelligente, assez instruite, sa mémoire est fidèle, elle ne divague jamais, se conduit bien à la prison et semble jouir de toute sa raison.

Ce n'est pas une impulsive, car elle avait si bien l'intention de se défaire de son enfant, qu'elle n'avait fait aucun préparatif pour le recevoir.

Ses réponses, sa manière d'être nous permettent d'écarter de suite l'hypothèse d'un arrêt de développement congénital et ce n'est ni une imbécile, ni une simple d'esprit.

Nous ne devons pas seulement considérer la situation actuelle, mais étudier cette jeune fille au point de vue de son tempérament, de son caractère, de ses habitudes, avant et pendant sa grossesse.

Elle a vingt-un ans, c'est une paysanne connue dans son village pour sa coquetterie, son désir de plaire et la satisfaction qu'elle éprouvait à se faire courtiser par tous les jeunes gens.

Au lieu de se livrer aux mêmes occupations que ses compagnes, en conservant leurs simples allures, elle recherchait l'isolement, afin de s'adonner à des lectures funestes pour son ardente imagination; elle empruntait des journaux, des livres mystiques, lisait la vie des saints, des romans, mêlait le sacré au profane, s'exaltait et rêvassait ensuite.

Issue d'un père alcoolisé et d'une mère aliénée, elle a subi l'influence de cette transmission maladive. Si elle n'est pas folle elle-même, c'est que l'hérédité s'est transformée, comme cela arrive souvent.

Elle semble posséder l'intégrité de ses facultés et cependant c'est une névropathe, une créature sortant du cadre normal, ainsi que le prouvent certains symptômes nerveux : sa mobilité dans les idées et les contradictions existant entre son langage et ses actes.

Rappelons-en quelques-uns qui serviront à démontrer la fausseté de son jugement, l'absurdité de son raisonnement.

Elle prend pour amant, alors qu'elle peut choisir, le seul individu avec lequel elle ne pourra pas se marier.

Elle ne se donne pas la peine de dissimuler l'état dans lequel elle se trouve et affirme qu'elle a tué son enfant pour cacher sa honte.

Elle accouche sans pousser une plainte, dans la crainte de chagriner sa mère, puis elle étouffe sans pitié son enfant.

Elle devient infanticide, quand elle a refusé de se faire avorter.

Pendant les douleurs de l'enfantement, elle a le courage de ne pas crier, afin qu'on ne se doute de rien.

Dès que le nouveau-né apparaît, les menaces de son amant la terrifient, elle se dit qu'elle n'a pas un instant à perdre ; elle tue, se délivre et va jeter le tout dans la fosse.

Les souffrances de la parturition avaient duré pendant cinq heures, et malgré l'affaissement physique et moral qui en résultait, elle a pu se lever de suite.

Du reste, il suffit de lire les lettres adressées à son cousin, pour reconnaître ce qu'on appelle le tempérament hystérique et se convaincre de son exaltation.

Remarquons qu'elle a un amant, qu'elle est enceinte de plusieurs mois, quand elle profite d'une simple carte de visite du sergent D..., pour prendre l'initiative d'une correspondance amoureuse.

Cette littérature érotique révèle bien le dévergondage d'une imagination romanesque et malade.

Elle compare le bonheur insaisissable au papillon voltigeant de fleurs en fleurs.... elle appelle son cousin et l'écho seul répond.... ses paroles sont comme le doux parfum qu'exalent les fleurs du printemps et que nous apporte un doux zéphyr !

Elle souhaite que ce parfum soit un trait d'union entre leurs âmes et bénit le ciel d'avoir inspiré ces sentiments si extraordinaires.

Elle accepte le cœur de son fiancé en craignant qu'une main cruelle poussée par un sophisme ne réduise en cendres ses beaux rêves.

Elle lui envoie des chaussettes qu'elle a tricotées avec

son cœur. Mais elle voudrait juger par elle-même si elles lui vont bien.

Survient alors, sans motifs, un refroidissement marqué.

Ce n'est plus la femme aimante, passionnée, elle devient tout à coup une respectueuse cousine.

Une volonté supérieure l'exige, écrit-elle, brûlez mes lettres.

Elle peint son désespoir en termes navrants et termine en disant : « Je vous renvoie votre parapluie. »

Quelques jours ensuite, Adèle déclare qu'elle n'a jamais cessé d'aimer :

« Que l'on me commande plutôt de ne pas respirer que
« de renoncer à vous, qui m'êtes aussi nécessaire que le
« sang dans mes artères.

« Que tardes-tu, jour tant désiré, quand par un oui so-
« lennel, j'aurai mis ma main dans la vôtre, je compare
« notre bonheur à un navire ballotté par les flots. »

Le mois suivant, elle provoque une rupture ; elle engage son cousin à chercher une autre femme, parce qu'elle ne peut lui appartenir, en ajoutant qu'elle aimera toujours celui qui a trouvé le chemin de son cœur ?

Que ressort-il de cette période passionnelle, avec ses alternances vraies ou feintes d'affection pure, de tendres épanchements, de ruptures volontaires, de désirs charnels, de désespoir ?

C'est bien le type de l'érotique, se faisant aimer par un honnête garçon, cherchant à exciter sa jalousie, le faisant souffrir sciemment et se figurant par moments qu'elle partage l'amour qu'elle lui a inspiré ou pour mieux dire imposé.

C'est bien aussi l'hystérique, mentant avec impudence,

n'étant jamais satisfaite, prenant Dieu à témoin que le sergent D... lui est aussi indispensable que son sang ; parlant dans un langage emphatique de l'union des âmes, du parfum des paroles, du oui solennel et assouvissant pendant ce temps là, ses appétits sexuels avec un autre !

En résumé, c'est une héréditaire présentant des symptômes, tels que une céphalie persistante, une sensation de compression avec angoise précordiale, un caractère fantasque, l'absence de moralité et la rage d'écrire.

Sa correspondance avec son cousin, écrite sur du papier rose, vert, gris et demi-deuil, selon qu'elle aime, espère, s'impatiente ou désespère, est significative.

Elle démontre la mobilité extrême de ses idées, la nature de ses conceptions, la propension au mensonge, qui sont la caractéristique de ces créatures indéfinissables, groupées sous la dénomination d'hystériques.

La gestation venant se greffer sur une constitution aussi anormale, a eu des conséquences désastreuses pour cette intelligence dévoyée.

L'état puerpéral a une influence incontestée sur le système cérébro-spinal et chez les sensitives de cette espèce, la volonté abdique en faveur des instincts charnels ; aussi la voyons-nous se donner bestialement à T..., la veille du crime.

Sa conduite à la prison mérite d'être signalée.

Quand elle nous raconte qu'elle se fait horreur à elle-même, qu'il lui semble que c'est un cauchemar, nous la croyons sincère.

Elle ne veut pas améliorer sa situation matérielle, parce qu'elle doit se mortifier, elle craint, avant tout, de revoir son amant aux assises : mais elle n'a pas une larme, pas une parole de repentir pour le petit être qu'elle a étouffé entre ses mains avec une cruelle énergie.

Cependant, ce n'est pas une cynique, ni une criminelle endurcie et l'abolition de ce sentiment si profond qu'on nomme l'amour maternel, tend à prouver qu'au moment du meurtre elle était à peu près inconsciente.

*Conclusions.*

1° G..., Adèle, est une héréditaire;

2° C'est une hystérique avec prédominance d'idées érotiques;

3° Au moment de l'acte incriminé, elle ne jouissait pas de l'intégrité de ses facultés;

3° Elle ne jouit que d'une responsabilité limitée.

LANGLOIS.

Ordonnance de non-lieu et mise en liberté immédiate.

# RAPPORT

SUR

## L'ETAT MENTAL DE W...

INCULPÉE D'ESCROQUERIES

### *Examen direct.*

La prévenue est âgée de vingt-deux ans, d'un tempérament lymphatique.

Elle est affectée d'une leucorrhée abondante, accuse des névralgies sus-orbitaires presque continuelles et remontant à plusieurs années.

Elle se plaint de spasmes de l'œsophage, d'une sensation de constriction précordiale ; il existe aussi de la dysmenorrhée, puisque cette jeune fille, quoique réglée tous les mois perd seulement, pendant deux jours, à peine quelques grammes de sang.

Son attitude est très convenable ; elle répond sans hésitation aux questions qu'on lui adresse.

Sa mémoire est très fidèle, ce qui lui permet de donner des renseignements précis sur sa vie antérieure, ses habitudes et ses projets.

— Quel âge avez-vous ?

— Vingt-deux ans.

— Votre profession ?

— J'aidais mes parents à la culture et je faisais des travaux d'aiguille.

— Vous savez où vous êtes?

— Oui, Monsieur (elle pleure).

— Où?

— En prison.

— Pourquoi?

— Je ne pouvais pas croire que cela me conduirait là.

— Puisque vous avez volé...?

— Oh, non, Monsieur, je n'ai jamais eu cette intention là.

— Expliquez-vous?

— J'ai toujours voulu être religieuse, c'était ma vocation, ma mère y consentait, mais mon frère se moquait toujours de moi.

— Ce n'est pas une raison pour commettre des escroqueries?

— On ne voulait pas me donner ma dot, j'ai voulu gagner la somme nécessaire pour entrer en religion.

— Dans quelle congrégation?

— Sœur de charité.

— L'idée de dévouement et le vol ne marchent guère ensemble?

— Je n'ai jamais voulu voler.

— Et cette loterie, ces billets dont vous avez empoché l'argent?

— J'avais déjà quelques lots, j'aurais fabriqué les autres, et en attendant je me servais de l'argent pour vivre, et placer mes billets.

— Vous auriez pu entrer dans une congrégation sans argent?

— Non, Monsieur, il n'y en a pas, il me fallait au moins deux cents francs.

— Comment est venue cette vocation?

— J'avais horreur des hommes, je n'ai jamais été au bal, ni au théâtre, parce que c'est un gros péché. Quand à la maison il y avait des jeunes gens je me retirais dans un coin de la chambre.

— Comme toutes les jeunes filles nerveuses, vous aimiez beaucoup la lecture ?

— Oui, Monsieur.

— Quels livres avez-vous lus ?

— La *Vie de Monseigneur Dupanloup*, la *Vie de Saint-Paul* et beaucoup de livres religieux.

— Et la *Vie de Saint-Augustin* ?

— Je ne la connais pas.

— On vous l'a peut-être défendue ?

— (Elle rit).

— Assurément vous pratiquiez ?

— J'allais à la messe tous les jours et je communiais tous les huit ou quinze jours.

— Vos parents sont-ils très religieux ?

— Ma tante Louise est préfète de la congrégation des demoiselles.

— Quel en est le but ?

— Tous les dimanches à une heure on sonne, et la congrégation se réunit à l'église.

— Pourquoi faire ?

— Des prières, elles chantent des vêpres.

— Et votre mère ?

— Ma mère fait partie de la congrégation des dames de charité, puisqu'elle donne cinquante centimes par mois.

— Vous désirez toujours être religieuse ?

— Oui, je ne fais que dire mon chapelet et prier Dieu ; mais je sais bien que maintenant c'est impossible.

— Que ferez-vous en sortant de prison ?

— Je rentrerai chez mes parents ; je travaillerai à la couture, j'irai aussi soigner mes vieilles tantes.

— Pourquoi vous disiez-vous institutrice ?

— Je voulais devenir institutrice.

— Vous ne pouviez être religieuse et institutrice ?

— Je ne me trouvais pas assez instruite pour entrer dans une maison religieuse, c'est pour cela que je me suis présenté chez Mademoiselle M.....

— Vous avez commis une nouvelle escroquerie en achetant un piano, que vous ne pouviez payer ?

— Je croyais que ma marraine, qui est riche, me le paierait.

— Vous n'avez jamais eu d'apparitions ?

— Non, Monsieur.

— Vous n'avez jamais entendu de voix intérieures ?

— Non.

— Avez-vous été demandée en mariage ?

— Oui, trois fois, à mon père, je recevais des lettres, je ne les décachetais pas, je n'ai jamais voulu me marier, je resterai vieille fille. Puisque je ne puis plus être religieuse, je ne me marierai pas, mes deux tantes qui sont vieilles filles m'ont toujours dit de ne pas me marier.

— Quel genre d'instruction avez-vous reçue ?

— J'ai été chez les sœurs de la doctrine chrétienne jusqu'à seize ans. Elles m'apprenaient l'histoire de France, le catéchisme, les évangiles, les apôtres ; je crois que ça s'appelait la Bible, le curé m'a conseillé de me faire religieuse ; il m'a dit : « Je vous préparerai comme il faut. »

— Vous m'avez dit que vous ne dormiez pas ?

— Depuis bien longtemps, j'avais du tracas dans la tête.

— Expliquez-vous?

— Je voyais que rien ne me réussissait, je me disais : Je suis abandonnée de Dieu.

— Aviez-vous des cauchemars?

— Oui, j'ai fait souvent relever papa, je rêvais qu'on m'assassinait, je criais, j'ai dit à papa une nuit : « Tiens, « voilà le voleur, je lui tiens le poignet, regarde dans « l'armoire, j'ai vu après que c'était mon poignet que je « tenais. »

— Vous êtes-vous quelquefois relevée étant endormie?

— Oui, plusieurs fois, ma mère a fait mettre des persiennes, parce qu'elle craignait que je me jette par la fenêtre, le *lendemain j'étais malade*.

— Qu'éprouviez-vous?

— Des maux de tête, j'étais brisée.

— C'est bien en dormant que vous vous sortiez du lit?

— Oui, monsieur.

— Comment le savez-vous?

— C'étaient mes parents qui me disaient le lendemain qu'ils avaient entendu des bruits. Un jour mon père m'a dit: « Tu as fait cette nuit un *gros bastringue!* je disais, moi, mais non.

Mon père me disait : Nous n'avons pas voulu t'éveiller dans la crainte de te faire du mal.

— Vous êtes-vous habillée en dormant?

— Non, je me promenais en chemise; si je me suis habillée, je ne puis le dire, car jamais je ne me suis souvenue. Mes parents venaient à la porte écouter ce que je disais.

— Si vous n'êtes pas condamnée, recommencerez-vous vos extravagances?

— (Elle sanglotte.) Non, je le jure devant Dieu.

— Puisque vos tantes vous conseillaient de rester fille, puisque votre mère consentait à vous voir entrer en religion, pourquoi ne leur avez-vous pas demandé les deux cents ou trois cents francs dont vous aviez si besoin ?

— Ma mère me disait d'attendre parce qu'elle voulait être bien sûre qu'on m'accepterait.

— Il fallait vous adresser à vos tantes et surtout à votre marraine qui est riche ?

— Je n'osais pas, je craignais qu'on me fasse attendre, oh, si j'avais cru déshonorer ma famille, je ne l'aurais pas fait, et puis je me disais toujours que j'avais déjà des lots et que j'avais le temps de fabriquer les autres.

— Vous vouliez aussi acheter des lots avec le produit de la souscription et garder la moitié de la somme totale pour vous ?

— Oui.

— Mais, c'est cela qui constitue surtout l'escroquerie ?

— Je croyais que, pour ma peine de placer les billets, pour mes démarches, je pouvais garder la moitié.

— Vous n'êtes pas une imbécile et vous raisonnez comme si vous l'étiez ?

— Non, monsieur, je ne suis pas imbécile, mais je sais bien que je n'ai jamais eu l'intention de voler.

— Y a-t-il eu des aliénés dans votre famille ?

— Non.

— Des épileptiques ?

— Non, monsieur ; je sais que vous êtes le médecin de Maréville, vous avez eu comme gardien mon père, il y a encore chez vous mon cousin, vous pouvez demander des renseignements, vous verrez que j'ai toujours été une honnête fille.

*Appréciation.*

L'inculpée ne déraisonne nullement.

La mémoire est très fidèle, toutes les facultés intellectuelles sont assez développées, mais leur ensemble laisse à désirer. Il existe même un certain degré de débilité mentale native.

Il est impossible de lui faire comprendre la gravité des actes qu'elle a commis, surtout quand il s'agit de la loterie.

Elle est intimement convaincue que puisqu'elle avait déjà quelques lots et qu'elle en aurait fabriqué d'autres, il n'y avait rien de délictueux.

A toutes les objections qu'on lui oppose, elle répond en protestant contre toute mauvaise intention.

Cette jeune fille qui a toujours été honnête et élevée dans un milieu très religieux, était depuis longtemps obsédée par l'idée de se faire religieuse. Elle fuyait la société, avait en horreur les plaisirs mondains, n'a jamais voulu se marier et refusait même de lire les lettres d'amour qui lui étaient adressées.

Elle considérait comme un *gros péché* d'aller au bal, au théâtre ; elle recherchait l'isolement et s'enfermait dans sa chambre pour s'adonner tout à son aise à ses lectures mystiques. Le désir d'entrer dans une congrégation ne lui laissait plus de repos et comme sa mère l'engageait toujours à attendre et lui refusait la somme nécessaire, elle résolut de se la procurer elle-même.

Il est facile de constater l'absurdité de son raisonnement qui est en contradiction complète avec ses intentions de charité et de dévouement.

« Il me fallait absolument, dit-elle, deux cents ou « trois cents francs ; j'ai fait une loterie ; j'avais déjà « une couverture comme lot principal, j'aurais acheté et « fait les autres et si j'ai dépensé de l'argent provenant « de la souscription, j'y étais bien obligée afin de me « nourrir et de placer les autres numéros.

« Je n'ai jamais voulu voler, puisque chaque personne « aurait eu son lot. »

Elle présente des symptômes d'hystérie tels que de l'anémie avec pertes blanches, une névralgie persistante et localisée, des spasmes du pharynx, une sensation de constriction œsophagienne.

Aussi, est-elle d'une mobilité extrême dans ses idées qui la poussent à des actes extravagants.

Elle se donne comme institutrice, se procure, comme domestique, une jeune fille dont elle paiera les services en leçons ; puis elle va elle-même chez Mesdemoiselles M.... demander des leçons pour se perfectionner.

Elle achète un piano de huit cents francs, sans se préoccuper du paiement ; elle le fait transporter chez Mesdemoiselles M... et ne reparaît plus.

Elle ne cache pas son identité ; au contraire, elle donne l'adresse de ses parents et ne réfléchit pas un seul instant qu'en restant à Nancy elle se fera arrêter.

C'est, en outre, une névropathe ayant eu plusieurs accès de somnambulisme.

En résumé, on rencontre chez elle des symptômes nerveux, une idée fixe, dominante qui la pousse à des actes irréfléchis et ridicules.

Le jugement fait défaut, son raisonnement est absurde

et lorsqu'elle jure qu'elle n'a jamais eu l'intention de voler, elle dit la vérité.

*Conclusions.*

W... a été atteinte de folie dans les actes.

Au moment des actes qui lui sont imputés, elle ne jouissait pas de sa pleine raison.

Elle n'est pas responsable.

LANGLOIS.

Ordonnance de non-lieu et mise en liberté.

# RAPPORT

SUR

## L'ÉTAT MENTAL DE LA NOMMÉE B...

INCULPÉE D'INFANTICIDE

---

Cette jeune femme est d'un tempérament lymphatique, d'une constitution délicate ; le regard est insignifiant, la physionomie sans expression ; elle accuse des pertes en blanc, des crampes d'estomac et des palpitations de cœur.

Mal peignée, le cou sale, les oreilles et les ongles crasseux ; indiquent une négligence complète de sa personne.

Elle paraît très insouciante et dès que je me trouve en sa présence, à la prison, elle s'assied, me regarde des pieds à la tête, se mouche sur sa manche et me dit :

— Vous êtes le médecin des fous.

— Qu'en savez-vous ?

— On m'a dit que vous viendriez.

— Quel âge avez-vous ?

— Vingt-deux ans.

— Vous êtes mariée ?

— Oui, depuis quinze mois.

— Vous avez des enfants ?

— Un seul.

— Celui que vous avez tué ?

— Je ne l'ai pas tué, il avait des convulsions, il devenait tout blanc et ne bougeait plus.

— Vous l'aimiez bien ?

— Oui, monsieur.

— Les médecins qui ont examiné le cadavre, ont déclaré qu'il était mort par suite de compression ?

— Je ne l'ai pas touché.

— Vous avez été à l'école ?

— Je sais lire, écrire, j'ai appris la géographie, puis j'ai travaillé.

— A quel métier ?

— Mon père est cordonnier, j'ai été ensuite aux tabacs.

— Voulez-vous que je vous dise pourquoi je viens vous voir ?

— Oui, monsieur.

— C'est pour savoir, si au moment où vous avez tué votre enfant, vous n'avez pas perdu la tête ?

— Je ne l'ai pas touché.

— Il est mort à quelle heure ?

— Le matin, le jeudi, à neuf heures.

— Était-il dans un berceau ?

— Non, il était couché, entre mon mari et moi ; il est mort quand mon mari a été parti.

— Vous avez avoué que vous l'aviez tué ?

— Oui.

— Pourquoi ?

— Parce que j'ai eu peur, on m'a dit : « Si vous n'avouez pas on vous fera aller sur la guillotine. »

— Dormiez-vous bien ?

— Non, j'étais toujours tracassée d'avoir un mari pareil à ma belle-mère, mon mari buvait et rentrait à cinq heures du matin.

— Vous battait-il ?

— Non.

— Et votre belle-mère ?

— Elle ne pouvait pas me sentir.

— Vous la détestez ?

— (Silence).

Le lendemain et les jours suivants, nous l'engageons à nous répondre avec franchise en lui assurant que nous venons dans son intérêt.

— Dites-moi ce qui vous a poussé à tuer votre enfant ?

— Je ne l'ai pas touché.

— Qu'est-ce que cette pièce ?

— Deux francs (exact).

— Qu'y a-t-il d'écrit ?

— Helvetia.

— Voulez-vous me dire l'heure à ma montre?

— *Oh ! ça je ne peux pas, je ne sais pas voir.*

— Vous ne connaissez pas l'heure aux horloges ?

— Non.

— Quand elles sonnent ?

— *Je peux compter les coups*, mais, je ne sais pas voir.

— Y a-t-il des fous ou des épileptiques dans votre famille ?

— Non.

— Vous avez été malade?

— J'ai eu la fièvre typhoïde.

— Vous ne vous êtes pas aperçue que votre mémoire diminuait ?

— Je crois que si.

— Avez-vous toujours votre raison?

— Je crois que non.

— Si vous êtes innocente, pourquoi vous accuse-t-on?

— Ce sont des témoins qui m'en veulent; je les ai entendus depuis chez nous, ils criaient contre moi.

— Que disaient-ils?

— Qu'ils ne pouvaient pas me voir.

— Avez-vous eu des visions, des apparitions?

— Non.

— Personne ne vous a conseillé de tuer votre enfant?

— Non.

— Si je l'avais fait, je le dirais.

— Encore une fois, il est mort étouffé.

— Ce n'est pas moi, voilà tout.

— Puisqu'il était dans votre lit, peut-être vous êtes-vous couchée dessus?

— Non, il est devenu blanc et est mort.

— Vous avez appelé au secours?

— J'ai été chercher ma mère.

— Elle est arrêtée aussi, comme complice?

— C'est une infamie.

— Si vous me disiez toute la vérité votre mère serait relâchée.

— Je n'ai pas touché à l'enfant.

— Alors c'est votre mère?

— Elle est innocente.

*Discussion.*

Je puis poser en principe, que lorsque les magistrats, me chargent d'examiner le degré de responsabilité d'un prévenu, c'est qu'ils ont des présomptions militant en faveur de l'insanité mentale du sujet. Aussi dès le premier entretien que j'ai eu avec l'accusée, j'ai ressenti ce sentiment vague, qu'on n'explique pas, qui vous fait pressentir qu'on se trouve en présence d'un être anormal.

Inutile de chercher des symptômes de folie aiguë ; soit de manie ou de mélancolie ; mais on arrive bien vite à se rendre compte de son insuffisance intellectuelle ; et à se convaincre, qu'elle ment effrontément.

Quant à sa simplicité d'esprit, notons d'abord son incapacité de voir l'heure à une montre, tandis qu'elle peut compter les heures quand elles sonnent,

Il est reconnu que les infirmes de l'intelligence ne peuvent comprendre que la grande aiguille marque midi, tandis que c'est la petite qui indique l'heure.

Ils devinent encore bien moins que la petite aiguille ne passe que d'une division horale à l'autre, tandis que la grande fait tout le tour du cadran pendant le même espace de temps.

Cette débilité mentale est-elle native ou acquise ?

Il est probable que la fièvre typhoïde dont elle a souffert pendant sa jeunesse, a pu enrayer l'évolution des facultés élevées ; mais cet état de demi-imbécilité ne s'oppose pas à ce que, plus tard, la folie ne se soit greffée sur lui.

Voyons donc si la prévenue a agi sous l'influence d'un accès d'aliénation mentale.

La procédure nous enseigne que presque subitement, cette jeune femme, de gaie et enjouée qu'elle était, est devenue triste, morose ; qu'après avoir soigné son enfant en bonne mère, elle l'abandonnait seul pendant des journées entières ; que, n'ayant plus de lait, elle l'élevait au biberon.

Quoique ayant reçu une éducation très incomplète, elle était douce, affectueuse et dévouée pour son mari.

Or, quelques jours avant l'infanticide, son enfant criait pendant la nuit et son mari l'ayant engagée à lui donner à boire, elle lui répondit : « Non, il a une sale gueule. »

Ce changement dans son caractère et ses habitudes, l'indifférence qu'elle a montrée à l'égard de son mari qu'elle aimait auparavant, l'abandon de son enfant qu'elle soignait bien peu de temps avant le crime, nous portent à penser que des troubles de l'intelligence se sont déclarés, sous l'influence de l'anémie, de la leucorrhée, de l'amaigrissement, qui ont fait leur apparition dès que son lait s'est tari.

Remarquons encore que son système de défense est puéril. Elle a avoué qu'elle avait étranglé son enfant, parce qu'on lui a promis que si elle disait vrai elle ne monterait pas sur l'échafaud.

La peur l'a poussée à être franche et depuis elle nie avec opiniâtreté, malgré des témoignages accablants et les certificats médicaux relatant les signes d'asphyxie reconnus à l'autopsie.

Quant au mobile, on en trouve pas qui puisse expliquer ce meurtre.

Ce n'est pas la misère, puisque le salaire du mari suffisait à son petit ménage.

De la jalousie, elle n'en a jamais manifesté.

Serait-ce une persécutée, puisqu'elle nous a dit que sa belle-mère lui en voulait, ainsi que les voisins ?

Non, pas davantage, parce que le persécuté se venge de ses ennemis imaginaires et ne tue jamais ceux qu'il ne croit pas au nombre de ces derniers.

Pour nous résumer, nous constatons que la femme B...

a subi un changement complet au point de vue de la santé physique et morale pendant la lactation ; que ses sentiments affectifs ont été remplacés par du dégoût pour son enfant ; qu'après lui avoir prodigué ses soins elle l'a abandonné à partir du jour où elle n'a plus eu de lait ; qu'elle a eu une fièvre typhoïde à l'âge de dix ans ; qu'elle est inaccessible au moindre remords et que son intelligence est bien au-dessous de la moyenne.

*Conclusions.*

B... est atteinte de débilité mentale.

Elle a agi sous l'influence d'un état mental maladif et puerpéral.

Elle n'est que partiellement responsable.

LANGLOIS.

Ordonnance de non-lieu et rendue à sa famille.

DEUXIÈME PARTIE

# ALIÉNÉS DITS CRIMINELS

Tous ces prévenus ne jouissaient pas de leur libre arbitre au moment des actes qui leur étaient imputés.

Il y a toujours eu ordonnance de non-lieu et placement d'office à Maréville.

# RAPPORT

SUR

## L'ÉTAT MENTAL DU NOMMÉ M...

INCULPÉ DE VIOL

### *Examen direct.*

M... a quarante-cinq ans ; il est de haute taille, d'un tempérament lymphatique.

La face est pâle, les conjonctives sont décolorées ; il n'a en tout que huit dents, trois supérieures et cinq inférieures.

Le crâne est assez développé, mais insymétrique.

Qu'on nous pardonne de reproduire exactement son langage ordurier ; mais nous estimons que c'est nécessaire, parce que les termes qu'il emploie révèlent son genre d'éducation ainsi que sa manière d'être.

— Quel est votre pays ?

— Angecourt.

— Votre profession ?

— Ajusteur, employé chez M. B...

— Qu'est-ce qu'un ajusteur ?

— Un ouvrier qui ajuste toutes les pièces.

— C'est un métier qui exige de l'intelligence ?

— Oui.

— Bien payé ?

— Oui, quatre francs par jour, c'est beaucoup dans un village, je nourrissais mon père qui a soixante-treize ans ; ma sœur ne gagnait que vingt sous par jour.

— Vous avez été à l'école ?

— Non, monsieur, on m'a mis à la fabrique de laine à huit ou neuf ans.

— Vous ne savez pas lire ?

— Non.

— Vous étiez bon ouvrier ?

— J'ai été vingt-deux ans chez le même patron.

— Vos camarades vous aimaient bien ?

— Tout le monde m'aimait bien.

— Êtes-vous buveur ?

— Je n'ai jamais bu, le seul plaisir que j'avais le dimanche, j'allais me promener dans les bois, je ramassais des fraises, des noisettes pour mon père et ma belle-mère.

— Qui est cette belle-mère ?

— Elle est la sœur de ma mère, ma tante et ma marraine.

— Vous viviez en bonne intelligence ?

— Oui, toujours tranquilles.

— Vous n'êtes pas marié ?

— Non, parce que mon père me disait d'attendre qu'il soit mort, et puis, comme je devenais vieux, je n'y ai plus pensé.

— Les autres ouvriers se moquaient-ils de vous ?

— Ils m'envoyaient çà et là, ils me faisaient tourner, j'étais assez bête pour y aller.

— Qu'est-ce que çà veut dire ?

— Ils m'envoyaient demander des filles en mariage :

on a dit que j'avais insulté une petite fille, ce n'est pas vrai.

— Quelles insultes ?

— On a dit que je lui avais montré ma qu... ; ce n'est pas vrai, si çà avait été vrai j'aurais passé en Belgique, puisqu'on m'avait prévenu à sept heures du matin qu'on viendrait m'arrêter.

— Qui vous avait prévenu ?

— Le juge de paix avait prévenu mon patron qui m'a dit : « On va venir t'enlever. »

J'ai répondu : Je ne me sauve pas, je ne m'évade pas ; si j'avais eu tort, j'aurais eu bien belle de me sauver, puisqu'on n'est venu m'arrêter qu'à sept heures du soir.

— Avez-vous des ennemis ?

— Oui, ce sont des malins qui m'en voulaient, jamais je ne ferai ça.

J'aurais mieux aimé aller à Sedan voir une femme au bor... que de faire des coups comme ça.

— Vous avez été militaire ?

— Exempté comme soutien.

— Avez-vous connu des femmes ?

— Je n'ai jamais attouché une demoiselle.

— Vous avez encore votre virginité ?

— Oui.

— Vous me comprenez bien ?

— Oui, c'est n'avoir jamais tiré un c... ; je puis me déshabiller, vous verrez ma pi...

— Vous croyez qu'on peut reconnaître la virginité d'un homme ?

— Dame, puisque je n'ai jamais tiré un c...

— Vous en avez eu envie.

— Jamais envie, on se bran.... quelquefois à l'occasion ; faut dire tout, j'ai dit au médecin de Sedan la même chose.

— Cela vous arrivait souvent ?

— Une fois par mois.

— Vous êtes accusé d'avoir voulu violer une petite fille.

— Ce n'est pas vrai, non, je mets ma main devant Dieu que ce n'est pas vrai.

— Quel âge avait la petite fille ?

— On m'a dit huit à neuf ans.

— Vous l'avez embrassé ?

— Je ne l'ai jamais vue, c'est des gens qui m'en veulent.

— La petite fille l'a dit.

— Non, elle a dit qu'un homme l'avait touchée, mais elle n'a pas dit qu'elle m'a reconnu.

La petite et un témoin ont dit que j'avais un pantalon noir et j'avais un pantalon gris et le gilet pareil.

— Y a-t-il des fous dans votre famille ?

— Je n'en sais rien, ma grand'mère s'est pendue.

— Vous en êtes certain ?

— Oui, c'est moi qui l'ai trouvée, j'allais chercher un fagot dans le grenier.

— Comment s'est-elle pendue ?

— Avec une corde de chanvre ; elle avait une grosse gorge.

— Un goître ?

— Je ne sais pas comment cela s'appelle.

— Etait-elle intelligente ?

— Oui, elle travaillait bien, mais elle avait déjà fait des coups.

— Quels coups ?

— Elle s'était jetée dans une fontaine.

— Pour se noyer ?

— Oui.

— Pourquoi voulait-elle se noyer ?

— Faut croire qu'elle s'ennuyait trop au monde.

— Vous ne savez pas pourquoi ?

— Non, elle ne nous disait jamais rien.

— Et votre grand-père ?

— Je ne l'ai pas connu ; *j'ai eu un grand-oncle*, le *frère de celle qui s'est pendue, qui s'est jeté dans un puits*, on l'a retiré, il n'était pas mort.

— Vous avez une sœur ?

— Oui.

— Elle se porte bien ?

— Oui. Elle n'est pas du même lit.

— Votre père s'est marié deux fois ?

— Oui.

— Vous êtes du premier lit ?

— Oui.

— Seul enfant ?

— Non, j'ai un frère.

— Que fait-il ?

— Il est fileur, il se porte bien, mais ma mère et deux de ses sœurs sont mortes poitrinaires.

— A quel âge est morte votre mère ?

— On m'a dit qu'elle avait vingt-six ans.

— Pourquoi persistez-vous à nier l'attentat puisqu'il y a contre vous des témoignages irrécusables ?

— Ce n'est pas moi.

— Vous mentez constamment ?

— Je n'ai pas dit de mensonges.

— Pourquoi avez-vous dit à l'aubergiste Clouet : « Si

je ne passe pas la frontière demain je serai en prison. »

— Ce n'est pas vrai.

— Vous étiez peut-être fou ?

— Ça se peut bien. *J'ai quelque chose qui me monte à la tête*, je ne *vois plus clair*.

— Que ressentez-vous ?

— Je sens que ça me picote dans les yeux.

Nous examinons ses yeux qui ne présentent rien d'anormal, pas même de rougeur ou de signes de conjonctivité.

— Le jour de l'attentat, avez-vous ressenti quelque chose de semblable ?

— J'en avais eu toute la journée, et puis des maux de tête, j'avais vu rouge comme du sang.

— Vous aviez peut-être la tête égarée ce jour-là ?

— Ça se peut.

— Vous avez peut-être perdu le souvenir de ce qui s'est passé avec la petite fille ?

— *J'ai peut-être perdu le souvenir.*

— Si vous avez perdu le souvenir vous ne devez vous rappeler, quand et comment vous êtes tombé dans le ruisseau ?

— *Je ne me rappelle pas d'avoir chu dans l'eau.*

— Vous ne devriez pas vous souvenir non plus de la couleur de votre pantalon, ni de celle de votre gilet ?

— Si, j'avais un pantalon gris et un gilet pareil.

— Vous mentez toujours et vous serez condamné.

— Si je suis condamné (il hausse les épaules) je ferai ma prison.

— Ce ne sera pas de la prison, mais les travaux forcés. Demain je vous interrogerai pour la dernière fois et je vous engage à me dire la vérité.

Le lendemain nous lui adressons les questions suivantes :

— Etes-vous décidé à parler avec franchise ?

— Oui Monsieur, c'est moi.

— Vous avouez avoir essayé de violer la petite fille, de lui avoir mis votre mouchoir sur la bouche, de l'avoir emportée dans un champ ?

— Oui, tout est vrai ; oui c'est moi, j'aime mieux vous le dire, *c'est probablement la folie qui m'a poussé à agir.*

— Est-ce bien vrai que vous n'avez jamais connu de femme ?

Je n'ai jamais tiré un c...

— Vous en avez eu l'envie ?

— Oui quelque fois, mais ce n'était qu'à la fin du mois que j'avais des sous, alors la *chaude* était passée et je n'y allais pas.

— Qu'est-ce que la chaude ?

— Ça me prenait tout d'un coup, je m'habillais pour aller au b..... à Sedan, puis ça passait.

— La chaude signifie probablement érection ?

— Quand je b......, aussi quelquefois je me b.......

— Pourquoi n'avez-vous pas passé la frontière ainsi que vous en avez eu l'intention ?

— Je me suis dit, si je suis coupable, j'aime mieux rester ; mais il y a un témoin dont je n'ai pas voulu parler au juge d'instruction et qui m'a chargé.

— Que voulez-vous dire ?

— Je portais une bouteille d'eau-de-vie, je l'ai rencontré, il m'a dit : « donne-moi à boire ». je lui ai donné la bouteille, il a bu et m'a dit va voir ma femme ; je n'y suis pas allé ; je lui ai donné encore à boire un coup, et c'est lui qui m'a chargé.

— Qu'y a-t-il d'étonnant ?

— Dame, *puisque je lui avais payé à boire, il ne devait pas me charger.*

### *Appréciation.*

La physionomie inintelligente du prévenu, un tic palpébral, sa bouche édentée, son attitude et son langage sont autant de signes de dégénérescence physique.

Son instruction est nulle, son éducation ne vaut guère mieux.

Placé dans une fabrique dès l'âge de huit ans, il n'a conservé du milieu dans lequel il a vécu que le côté vicieux.

La pudeur lui est inconnue, le sens moral lui fait complètement défaut et son langage obscène reflète bien son état mental.

Cynique et masturbateur, il est sujet à des accès de satyriasis (qu'il appelle la chaude) qui plusieurs fois l'ont poussé à se rendre dans une maison de tolérance, afin d'assouvir ses appétits sexuels ; mais, comme il le dit, dès que cette propension au coït avait disparu, il n'y pensait plus ou il s'adonnait à l'onanisme. Il ment avec impudence, il nie l'évidence et précisément le mensonge poussé à ce degré est le propre des simples d'esprit.

Etant privés des facultés élevées et surtout d'un raisonnement sain, ils sont incapables de combiner un autre système de défense.

Dans son entourage, on le considérait comme ne jouissant pas de son entière raison ; aussi était-il la risée des autres, le jouet de ses compagnons qui, dit-il, le faisaient *tourner*, et l'envoyaient demander des filles en mariage.

M.... n'est pas un imbécile complet, il est capable de gagner sa vie, de s'astreindre à un travail suivi, à la condition d'être dirigé dans ses actes.

C'est au point de vue de l'hérédité, un dégénéré physiquement et moralement ; sa grand'mère, qui était goitreuse, s'est suicidée par pendaison ; son grand-oncle s'est noyé dans le canal de Sedan ; sa mère et une de ses tantes maternelles sont mortes jeunes et phtisiques.

En outre le prévenu affirme qu'un autre oncle s'est jeté dans un puits à Bazeilles et qu'il en a été retiré vivant.

Avec de tels ascendants, la transmission morbide devait facilement l'atteindre, aussi n'y a-t-il aucun doute sur sa faiblesse intellectuelle native. Le manque de jugement se revèle bien quand M.... ne peut comprendre que l'individu auquel il avait donné de l'eau-de-vie, soit devenu un témoin à charge contre lui ; et il est certain que dans une circonstance semblable, l'inculpé n'aurait pas hésité à faire un faux témoignage, croyant ainsi acquitter une dette contractée vis-à-vis de celui qui lui aurait offert à boire.

Il a dit dans une auberge que s'il ne passait pas la frontière, il serait emprisonné le lendemain.

On pourrait croire que cet aveu implique une notion exacte du bien et du mal, que le prévenu a eu un remords, qu'il avait conscience de la situation dans laquelle il s'était mis.

Nous le répétons, M... n'est pas un idiot, chez lequel l'intelligence soit tellement rudimentaire que les instincts seuls se soient développés.

Il n'a pas une conscience nette de la gravité de l'acte qu'il a commis, il sait bien que c'est défendu et punissable ; mais sa pauvreté d'esprit ne lui permet pas d'apprécier l'infamie et moins encore l'immoralité de son action.

Lorsqu'il a emporté sa victime à travers champs, il a subi une de ces impulsions érotiques, si fréquente chez les simples d'esprit, qu'il a été impuissant à maîtriser.

En résumé, l'inculpé est un héréditaire présentant tous les symptômes de l'imbécilité au premier degré, privé de sens moral, s'adonnant à des plaisirs solitaires dont il se vante ; et parfois dominé par des instincts génésiques irrésistibles.

*Conclusions.*

1° M... est atteint de débilité mentale native, caractérisée par un arrêt de développement des facultés intellectuelles.

2° Il est sujet à des impulsions érotiques et irrésistibles.

3° Au moment de l'acte incriminé, il était incapable de se déterminer.

4° On doit le considérer comme un aliéné dangereux pour la morale publique et le traiter comme tel.

LANGLOIS.

# RAPPORT

SUR

## L'ÉTAT MENTAL DU NOMMÉ ESC...

INCULPÉ DE VAGABONDAGE

---

### *Examen direct.*

Le prévenu est âgé de trente-quatre ans.

C'est un homme de taille moyenne, bien constitué. Le crâne ne présente aucune difformité, le front est élevé, l'œil vif, le regard intelligent. Son accent trahit une origine méridionale et nous en avons eu la preuve certaine, puisque dans une conversation qu'il a eue avec M. Mirepoix, il s'est servi du patois qu'on parle dans les environs de Toulouse.

Lorsque nous l'avons visité pour la première fois, il était en cellule. Quand nous sommes entrés, il s'est levé, s'est découvert et est venu sur notre invitation s'asseoir à côté de nous sur son lit.

— Comment vous nommez-vous ?

— Es...

— Votre âge ?

— Trente-quatre ans.

— Votre profession ?

— Je vendais des secrets politiques, que j'écrivais moi-même.

— Ce n'est pas un métier, et c'est pour cela que vous avez été arrêté comme vagabond ?

— Je n'étais pas en état de vagabondage puisque j'avais dix francs dans mon porte-monnaie.

— Vous êtes intelligent et vous avez dû exercer un autre métier que celui-là ?

— Je ne vous répondrai pas.

— Savez-vous où vous êtes ?

— A Maréville, où vous devez voir, si je suis fou ; mais je ne suis pas fou, si j'ai prononcé devant le juge d'instruction des paroles incohérentes, c'était pour le mettre en colère, pour lui faire dire ce que je voulais savoir, c'était un truc de ma part.

— En effet je suis chargé de voir si vous êtes fou, et votre conduite antérieure me le fait croire ?

— Je ne suis pas fou, et voici ma réponse : « La parole est d'argent mais le silence est d'or. »

— Vous réfléchirez et vous resterez dans cette cellule ?

— Dans cette cellule, je suis en prison, et il est nécessaire que je sois persécuté, traité comme le dernier des hommes.

— Pourquoi ?

— Je parlerai avec les infirmiers et je refuse de donner des explications au médecin.

— Le lendemain, nous interrogeons de nouveau Es..., qui alors se renferma dans un mutisme absolu. Nous le prévenons qu'ayant *besoin* de sa cellule il va passer au quartier des agités et qu'il aura la camisole de force afin de l'empêcher de s'évader.

Il se contente de sourire.

Dans l'après-midi, on m'apporte la lettre suivante adressée au directeur de Maréville :

« J'ai l'honneur de tenir la promesse que je vous ai « faite, pour vous donner la cause de ma présence dans « cet établissement mystérieux, dont vous êtes l'honora- « ble directeur.

« Voici cette cause (secrète) :

« Notre père avait reçu à la mort de son père et de ses « oncles quatre héritages s'élevant à plus de deux cent « mille francs.

« N'étant pas fou, ne pouvant le faire interdire, notre « *mère lui fit donner* un conseil judiciaire et quelque « temps après elle mourut d'une pleurésie.

« La fortune de notre père, était presque intacte, lors- « qu'on lui nomma le conseil judiciaire, pour l'obliger de « garder les héritages qu'il avait reçus. Cela n'a pas été « ainsi, le conseil judiciaire, *lui à fait vendre* ses pro- « priétés.

« Sur ce une sérieuse question se pose. Le conseil ju- « diciaire, a-t-il été donné à notre père pour lui faire « garder ce qu'il avait ? Moi, j'affirme que le conseil lui « a été donné précisément pour le *déposséder*, pour une « question d'État (à venir) dont, moi, je suis l'*instru- « ment* en ce moment.

« Etant donc *condamné par des revers* de fortune à « jouer un rôle mystérieux, je vous déclare que j'ai fait « le fou à Epinal pour affaire politique.

« Je suis l'auteur d'une petite *provocation à la guerre*, « ayant cassé des carreaux à la douane allemande, pour « attirer vers moi l'attention.....

« Vous daignerez-vous intéresser chaudement à moi « en ma faveur auprès de M. le Dr Langlois.....

« Jouissant de toutes mes facultés mentales, vous ferez « tout votre possible pour me faire obtenir ce que je dé- « sire ardemment.

« Voici. Mon *devoir*, mon *honneur* exigent que je sois « remis entre les mains du parquet, pour être jugé et « découvrir le *pot aux roses politique*, *caché* en moi « derrière le voile de la folie ; si je suis fou, ce qui est « absurde, si bien je n'y crois. »

« Recevez, etc.

« Raymond Es... »

*P. S.* — Ce n'est pas la cage qui fait l'oiseau.

Pendant quelques jours, il refuse de donner aucune explication de vive voix, il supporte avec résignation le gilet de force et les vociférations des aliénés qui l'entourent.

Il nous reçoit toujours aussi poliment, le sourire sur les lèvres, se posant en martyr incompris, n'adressant aucune réclamation.

Le 13 février, je reçois une lettre ainsi conçue :

Monsieur le Juge,

« J'ai l'honneur de vous répéter par écrit ce que je « vous dis verbalement : qu'aussitôt que je serai rendu « à la liberté, je garderai le silence pour ne pas donner « à M. le docteur Langlois un prétexte pour faire un « certificat. Je sais qu'une seule parole suffirait, quoique, « malgré mon silence, s'il veut me faire passer pour « fou, il trouvera facilement un motif non *juste*, mais « *injuste*, comme un caporal qui veut punir un soldat...

« Les vétérinaires ne demandent rien aux animaux.

« Si, comme l'a nommée les philosophes, la bête de « mon esprit est malade, et si l'esprit de la bête n'a pas « sa raison, qu'il fasse comme eux, il n'aura que plus « de mérite !

« Si M. le docteur Langlois désire savoir au sûr et au « certain si je suis fou, que mon *silence* et ma *méfiance* « lui suffisent comme preuves ; car un fou ne doit avoir « aucune méfiance.

« Quant à vous, Monsieur le Juge, je vous engage à « croire que lorsqu'un nuage passe devant le soleil, « qu'il soustrait à vos sens, il continue à éclairer der- « rière le nuage, comme moi derrière le silence ; car « *trop gratter cuit, trop parler nuit !*

« Vous salue.

« Es... »

Le 21 février, Es... me prie de venir lui causer.

Je lui demande s'il est décidé à répondre.

— Non, fait-il, mais veuillez prendre connaissance de cette note.

Rentré dans mon cabinet, je lis les lignes suivantes :

## NOTES

Monsieur le Docteur,

Je désirerais savoir de votre part quelles sont les questions que vous auriez à me poser, si je voulais y répondre.

Si vous voulez me le faire connaître *par écrit*, je verrai si elles méritent d'y répondre.

En attendant, veuillez, je vous prie, vous poser à vous-même cette question :

Si cet homme est fou,
Pourquoi est-il fou ?

Si vous ne trouvez pas une réponse à cette question, ne cherchez plus rien.

Je lui envoie par l'intermédiaire d'un interne quelques lignes pour essayer de lui faire comprendre que c'est précisément à cause de son silence, de sa méfiance, de son attitude et de ses actes que je le considère comme un aliéné.

Au moment de ma visite, il me remet la lettre qui suit :

Maréville, 22 février 1889.

MONSIEUR LE DOCTEUR,

« Il y a dans la nature une force et une puissance « occulte qui a sur les hommes le don des sens ; c'est-à- « dire le pouvoir de faire *croire*, *sentir* et *entendre* ce « qu'elle veut ; tel que vous faire croire que vous êtes « empereur, prince, roi, etc...

« Elle peut aussi faire sentir des serpents ou toutes « sortes de reptiles dans toutes les parties vivantes du « corps de l'homme, ainsi que faire entendre des *voix*, « etc....

« Ayant donc assez d'intelligence pour comprendre « que les sens ont été donnés à l'homme pour le tromper « et le gouverner, par ce moyen, croyez donc que ce ne « sera pas moi qui me laisserai monter le coup par les « *illusions*, les *suggestions* de cette force insensible qui « n'attaque que les mauvais sujets et les débauchés.

« Non, je ne suis ni *fou*, ni *halluciné*, ni *persécuté* « par personne

« Si, entre la paix et la guerre, il n'y a que l'épais-
« seur des quelques carreaux de vitres, je les ai cassés
« pour mettre les deux extrêmes en contact.

« Mon attitude devant le juge d'instruction est telle
« que lui et vous possédant la force, je suis obligé
« d'employer la ruse pour réussir à jouer les rôles que
« j'ai entrepris, et ma méfiance à votre égard est ma
« sauvegarde.

« Inutile, Monsieur le Docteur, de jouer envers moi le
« rôle du renard envers le corbeau, en m'engageant
« d'ouvrir la bouche pour laisser tomber mon fromage,
« comme maître corbeau sur un arbre perché ; mais
« quelques paroles et quelques vérités que je préfère
« garder pour moi.

« Si vous avez besoin de renseignements, j'ai adressé
« une lettre à M. M.... ; qu'il vous la montre et vous
« entrerez dans le chemin de la vérité qui est *derrière*
« et *devant* moi.

« Considérant que les petites affaires et les petits évé-
« nements dans les familles tiennent aux grands événe-
« ments de l'État, comme les petits ruisseaux aux
« grandes rivières ; en cherchant vous découvrirez le
« pot aux roses politique et vous verrez en me prenant,
« moi, comme point de mire, d'où je viens, où je suis et
« où je dois aller, en passant par la maison secrète de
« Maréville pour affaires secrètes. »

*Appréciation.*

L'examen du prévenu offre de sérieuses difficultés parce qu'il se renferme dans un mutisme absolu ou qu'il répond par des phrases sans suite, par des paraboles mystiques, des prédictions ne reposant sur aucun fondement.

Nous possédons cependant assez de documents pour poser un diagnostic sur son état mental actuel.

La procédure instruite contre lui, ses interrogatoires, ses lettres et son attitude permettent d'apprécier son genre de folie.

Es... répète constamment : « Je ne suis pas fou, je me suis moqué de la justice. »

Pour les personnes étrangères à la médecine mentale, ces paroles pourraient faire croire que l'inculpé dit la vérité, puisqu'il prétend aussi qu'il a prononcé sciemment des phrases incohérentes dans le cabinet du juge d'instruction, afin de faire donner à penser qu'il ne jouissait pas de sa raison.

Eh bien, ces allégations nous démontrent qu'il est réellement malade.

En effet, tous les aliénés qui ne sont pas encore tombés à l'état de démence ou d'abrutissement, disent qu'ils ne sont pas fous et même se moquent de leurs semblables.

Il n'y a que les intermittents et ceux qui étant en voie de guérison ont conscience d'avoir eu l'intelligence troublée et qui l'avouent.

Contrairement au simulateur qui essaie de tromper le médecin, afin de bénéficier d'une ordonnance de non-lieu. Es... craint sans doute de rester séquestré dans un asile d'aliénés, et comme il n'est affecté que d'un délire très restreint, il possède assez de raisonnement pour juger sa situation.

C'est pour ce motif qu'il demande si souvent à être de nouveau déféré au Parquet.

Quoi qu'il en soit de ses convictions intimes, de ses prétentions, il est aisé de reconnaître que les premiers symptômes de folie remontent à une époque lointaine.

Le point de départ est une idée fausse, consistant à accuser sa mère d'avoir pourvu son père d'un conseil judiciaire, parce qu'elle ne pouvait le faire *enfermer comme aliéné.*

Ensuite, c'est le conseil judiciaire qui ruine son père pour une question d'État (à venir), dont il sera l'instrument. A partir de ce moment, Es... était un persécuté vivant avec ses craintes imaginaires et déjà sous le coup d'hallucinations de l'ouïe. Aussi est-il persuadé que le 20 juillet 1888, étant de passage à Toul, il reçut l'ordre de casser les carreaux à Avricourt.

Comme toujours, ses hallucinations ont augmenté en nombre et en intensité. Elles ont même donné naissance à des illusions internes.

Dans sa lettre du 22 février, Es... décrit d'une façon remarquable les troubles sensoriels qu'il ressent, puis il ajoute: « Non, je ne suis ni fou, ni halluciné, ni persécuté par personne. »

Pour lui, c'est la réalité et les voix qui le commandent, viennent de la force occulte dont il est l'esclave.

Certain d'être chargé d'une mission par une puissance invisible, il obéira aveuglement:

« J'y perdrai la vie, je ne reculerai pas devant un « crime, ni même devant un second. »

Il se dit que pour jouer un pareil rôle, il ne doit pas être le premier venu, et découvre qu'il est le fils de Joseph et de Marie.

Il proclame qu'il fera la guerre aux despostes pour le

bien du genre humain ; il brisera les trônes parce qu'il est le pain du boulangisme, l'âme du socialisme.

Il entre alors dans la seconde phase de la folie des persécutions et devient un mégalomane.

Il annonce la guerre comme inévitable, assure la victoire à la France par le Messie des nations ; il se dit la lumière du monde. Malgré ses idées de grandeur, il sait qu'il n'a pas de quoi vivre pour subvenir à ses besoins, il vend des secrets politiques, se montre d'une grande sobriété et payait exactement chaque jour sa chambre dans les auberges où il couchait.

Ses allures mystérieuses l'avaient fait remarquer partout où il a séjourné, il ne parlait à personne, recherchait l'isolement et mangeait pendant la nuit, se contentant souvent de pain et de fromage.

Enfin, croyant l'heure venue, il se souvient des ordres qu'il a reçus à Toul, il brise les carreaux de la douane allemande, afin, dit-il, de provoquer un incident de frontière.

En résumé, Es... est un ancien persécuté arrivé à la période de mégalomanie avec chronicité. Il est probablement incurable.

*Conclusions.*

1° Le prévenu est atteint de délire partiel avec idées de grandeur, de puissance, hallucinations des sens et illusions internes ;

2° Il n'est pas responsable ;

3° On doit le considérer comme un aliéné de la plus dangereuse espèce et le traiter comme tel.

# RAPPORT

SUR

## L'ÉTAT MENTAL DU NOMMÉ J...

INCULPÉ DE VIOL

---

### *Examen direct.*

Le prévenu est un dégénéré, physiquement et moralement.

Le crâne est mal formé, le front bas, la voûte palatine est rétrécie, les dents sont mal implantées avec déviation des maxillaires, dont les arcades, au lieu de se superposer, se rencontrent suivant un angle aigu.

L'intelligence est bien au-dessous de la moyenne, les sentiments affectifs sont nuls et tout ce qui se rattache à la pudeur et au sens moral lui est inconnu.

C'est un imbécile, ainsi que nous allons le démontrer.

— Quel âge avez-vous ?

— Trente-trois ans.

— Votre profession ?

— Manœuvre.

— Vous avez été à l'école ?

— A peu près quatre mois.

— Savez-vous lire ?

— Non.

— En quelle saison sommes-nous ?

— En été.

— Pourquoi avez-vous été arrêté ?

— Pour la bêtise que j'ai faite.

— Vous avez été condamné ?

— Oui, à quinze jours.

— Pourquoi ?

— J'ai voulu faire enrager une vieille femme qui était dans la rue, le soir, j'ai relevé ses jupes ; j'ai voulu *l'essayer*.

— Avez-vous introduit votre v... ?

— Non, parce que mon oncle m'a empêché et m'a retiré.

— Vous battiez votre femme?

— Etant saoûl, elle me disputait.

— C'était vous qui étiez brutal ?

— Il y avait des fois.

— Vous avez voulu coucher avec votre belle-mère.

— C'est pas vrai.

— Vous connaissez Victoria S... ?

— Oui.

— Elle vous a trouvé couché avec le cadavre de votre femme?

— Oui.

— Vous ne pouviez coucher ailleurs ?

— Ma foi si.

— Pourquoi n'êtes-vous pas allé dans un autre lit ?

— J'étais trop fatigué.

— Vous n'avez éprouvé aucune répugnance à coucher avec une morte?

— Je suis resté une heure.

— Vous n'aviez pas de dégoût ?

— Non.

— Pourquoi ?

— J'avais trop sommeil.

— Aimiez-vous votre femme ?

— Oui.

— L'avez-vous embrassée étant morte ?

— Non.

— Vous avez violé votre petite fille?

— J'étais saoûl.

— Vous avez envoyé la belle-mère chercher du pain?

— Je le sais bien.

— C'était pour être seul et violer l'enfant ?

— Je n'y pensais pas.

— Vous mentez.

— Je ne pensais pas à faire ça.

— Le médecin a constaté qu'elle était déchirée, que le sang coulait.

— C'est avec ma main.

— Expliquez-vous.

— C'est un coup de colère, j'étais échauffé par la boisson.

— Quoique saoûl, vous serez condamné.

— Je sais bien.

— Vous avez déboutonné votre pantalon ?

— Non, c'est avec ma main.

— Puisque vous étiez saoûl, vous ne vous souvenez peut-être pas bien.

— Quand même je suis saoûl, je me rappelle encore.

— Vous avez dû introduire votre v... ?

— C'est des mensonges.

— Vous êtes peut-être fou ?

Pour être fou, je ne suis pas fou.

— Vous serez peut-être condamné à 10 ans de prison ?

— Ça m'est égal.

— Vous aimeriez mieux rester ici ?

— Oui, si vous voulez me donner du tabac.

— Est-ce que vous n'auriez pas pu vous adresser à d'autres femmes qu'à votre belle-mère, à une vieille idiote et à votre malheureuse enfant ?

— Ça me prenait comme ça, fallait que j'y aille.

— Encore une fois, vous ne comprenez pas ce qu'il y a d'étrange à coucher dans le lit d'une morte ?

— Non, elle était morte en couches, c'est le lendemain que je me suis couché avec elle.

— Vous n'aviez aucune intention, en entrant dans le lit ?

— Non.

— Vous ne ressentiez pas, comme vous le dites, une de ces envies qui vous poussent à y aller ?

— Non.

— Le corps était-il chaud ou froid ?

— Je sais pas, *j'y ai pas touché.*

— Vous avez dormi bien tranquillement ?

— Oui, j'étais fatigué.

— Si Victoria S... n'était pas venue vous réveiller, vous seriez resté encore longtemps dans ce lit ?

— Peut-être bien, puisque je dormais.

Toutes ces réponses sont faites avec l'indifférence la plus complète ; il reste insensible aux reproches que nous lui adressons au sujet de son ignoble conduite ; mais il ne cesse de fixer avec avidité le pot à tabac, placé sur notre bureau.

Au moment où nous disons au surveillant de l'emmener,

il se lève brusquement, s'approche et tendant la main, nous dit : « Donnez-moi du tabac. »

*Discussion.*

L'état mental de J... est facile à apprécier.

Ses facultés intellectuelles ont subi un arrêt de développement, qui date de la naissance.

La mémoire, le jugement et le raisonnement sont rudimentaires.

La notion du bien et du mal ; ainsi que les autres attributions, qui s'acquièrent par l'éducation, font totalement défaut.

C'est un infirme de l'intelligence ; un simple d'esprit chez lequel les instincts pervers et les penchants sexuels dominent, comme chez tous ses congénères.

Il n'a jamais pu apprendre à lire ; il ne sait pas compter et ne reconnait que difficilement la monnaie courante, il est d'un caractère hargneux, grossier, brutal, et sujet à des impulsions violentes.

Il brise la vaisselle, n'admet aucune observation, maltraite sa femme, fait des menaces de mort et de suicide, et quand son oncle est parvenu à l'arracher de dessus cette vieille femme qu'il a terrassée et dont il a relevé les jupes, il lui lance des pierres.

Au lieu de fuir, il revient à la charge un moment après, et, cherche de nouveau à violer cette pauvre idiote.

Quant à la défloration de sa petite fille il traite cet acte de *bêtise ;* et veut atténuer sa responsabilité en disant que c'est avec son doigt et non avec sa v.... qu'il a déchiré la membrane hymen.

C'est en riant niaisement qu'il explique comment, *il s'y est pris*, il n'a aucune conscience de la gravité, ni de l'immoralité du fait qui lui est reproché.

Il est inutile de lui parler de l'âge de sa jeune victime ou de celui de la vieille idiote. Pour lui, il n'y a qu'une affaire de sexes lui permettant d'assouvir ses accès de satyriasis.

Rappelons que l'inculpé a essayé de s'introduire dans le lit de sa belle-mère, âgée de cinquante ans et que Victoria S... l'a trouvé couché et dormant à côté du cadavre de sa femme.

On nous apprendrait qu'il venait de se livrer à un monstrueux attentat, que nous n'en serions nullement étonnés, tellement il est l'esclave inconscient de ses appétits génésiques. Il se rapproche de l'animal, au point d'avoir comme celui-ci des périodes de rut, qu'il essaie de satisfaire par tous les moyens possibles.

Enfin ce dégénéré aux pieds plats a été réformé pour imbécilité.

*Conclusions.*

1° J... est atteint d'imbécilité congéniale, caractérisée par un arrêt de développement physique et moral ;

2° Il n'est pas responsable de ses actes ;

3° Il doit être considéré comme dangereux pour la morale publique et la sûreté des personnes et maintenu dans un asile d'aliénés.

L...

# RAPPORT

SUR

## L'ÉTAT MENTAL DU NOMMÉ VIR...

### INCULPÉ D'INCENDIE VOLONTAIRE

*Examen direct.*

— Comment vous appelez-vous ?

— Vir... Lucien.

— Quel est votre âge ?

— Vingt-quatre ans.

— Quelle est votre profession ?

— Tisserand.

— Pourquoi vous a-t-on mis en prison ?

— On m'a mis en prison pour mon malheur.

— Lequel ?

— L'incendie.

— Expliquez-vous ?

— J'avais été à la veillée, j'avais bu beaucoup d'eau-de-vie ; j'étais saoûl, je suis entré dans cette maison pour me coucher, j'ai voulu allumer ma pipe, et le feu a pris aux toiles d'araignée, je n'ai pas pu l'éteindre.

— Pourquoi alliez-vous coucher dans cette maison ?

— Il y avait beaucoup de neige.

— Pourquoi n'alliez-vous pas chez vous ?

— Il y avait encore une demi lieue, la neige dépassait les genoux.

— Vous en vouliez au propriétaire ?

— Non, monsieur, aussi sûr que je vous le dis.

— On n'allume pas sa pipe sur du foin et surtout on ne laisse pas tomber les allumettes enflammées ?

— Je ne pensais pas à mal, le feu a pris, j'ai sauté en bas et quand j'ai vu que ça brûlait je suis allé à la gendarmerie en pleurant.

— Vous savez où vous êtes ici ?

— Dans une maison d'aliénés.

— Etes-vous fou ?

— Je ne l'ai jamais été.

— Avez-vous eu des maladies pendant votre enfance ?

— Non.

— Vous masturbez-vous ?

— (Il ne comprend pas.)

— Vous touchez-vous la v.... ?

— Oui, étant gosse, maintenant on a plus de raison.

— Avez-vous connu des femmes ?

— Jamais.

— Vous avez votre pucelage ?

— Oui, j'ai été voir des filles mais je n'ai pas été avec.

— Que faisiez-vous ?

— On jouait avec elles.

— Vous les caressiez ?

— Quelquefois sur l'estomac ; mais jamais plus bas, c'est trop sale.

— Comment le savez-vous ?

— Je l'ai entendu dire par les autres garçons, une fois je me suis couché derrière un mur j'en ai vu une qui pissait.

— Vous serez condamné ?

— Comme je n'ai pas tâché de mettre le feu, comme c'est par accident, comme j'ai toujours pleuré, je ne pensais pas qu'on me punirait.

— Préférez-vous rester ici ?

— J'aimerais mieux rester ici, mais je voudrais savoir pour combien de temps.

— Peut-être vingt ans.

— Oh ! j'aime mieux être condamné ; à combien est-on condamné quand on a taché.

— Vous voulez dire, quand on a eu l'intention.

— Oui, monsieur.

— On peut être condamné à mort. Et vous aviez si bien l'intention de mettre le feu que vous aviez fait des menaces et que le mobile qui vous a poussé est la vengeance ?

— Non, je ne l'ai pas fait exprès.

— Vous mentez ?

— Si j'ai fait des menaces c'est quand j'étais saoûl, je ne m'en souviens pas.

— Puisque vous refusez de parler franchement il est inutile de continuer à vous interroger?

— Faites-moi condamner, j'aime mieux être condamné que de rester avec des fous, c'est trop dur quand on ne l'est pas.

— Cependant, ici, vous êtes nourri convenablement, vous avez du vin et vous fumez ?

— Cela ne fait rien, j'aime mieux être condamné, et, puis, il n'y a que moi qui puisse gagner un peu d'argent pour ma mère.

*Appréciation.*

Un père ivrogne qui s'est suicidé, un oncle criminel, une sœur idiote, telle est l'hérédité ascendante et collatérale du prévenu, qui a déjà été lui-même condamné à trois mois de prison pour bris de clôture.

Nous savons que les alcooliques procréent des épileptiques ou des idiots. La sœur de Vir... en est une nouvelle preuve.

Cette hérédité pitoyable ne l'a pas épargné, aussi constatons-nous chez lui les signes suivants de dégénérescence physique :

Un crâne aplati et insymétrique ;

Un strabisme convergent ;

Un goître.

Cet arrêt de développement a porté également sur le système cérébro-spinal, aussi l'organe de la pensée est-il entaché d'une débilité mentale native.

Vir... répond assez convenablement à toutes les questions de temps et de lieux.

Il sait lire et écrire imparfaitement, sa mémoire est fidèle et il peut donner des renseignements précis sur son existence antérieure ; mais les facultés élevées sont restées à l'état rudimentaire.

C'est un simple d'esprit chez lequel le jugement et le raisonnement font défaut.

Il invoque toujours la même excuse : l'état d'ébriété dans lequel il se trouvait, et proteste de son innocence, en faisant remarquer qu'il est allé se livrer aux gendarmes et qu'il ne doit pas être puni parce qu'il a beaucoup pleuré depuis.

Il est menteur, haineux, vindicatif comme tous ses semblables.

Les instincts mauvais sont leur triste apanage, et, lorsque des habitudes d'ivrognerie viennent se greffer sur cette faiblesse intellectuelle, il leur est impossible de modérer leurs excès de boissons.

Laissons de côté son intempérance qui a pu déterminer souvent une ivresse passagère, sans jamais occasionner cette maladie connue sous le nom d'alcoolisme.

Pour que l'alcoolisme puisse être considéré comme une névrose, il faut qu'il soit chronique, qu'il ait engendré chez le sujet une série de symptômes qui entravent le fonctionnement régulier du cerveau, ce qui n'a jamais existé chez le prévenu.

Du reste, nous le répétons : c'est un dégénéré faisant partie de cette catégorie d'aliénés qui encombrent nos asiles publics, pour lesquels il n'y a aucun traitement et qui doivent être surveillés et dirigés dans leurs actes.

Depuis que nous l'observons, il n'a jamais varié dans ses réponses ni dans son attitude. Il répète constamment la même chose ; ne peut comprendre la gravité de l'acte qu'il a commis, ni surtout qu'on le condamne, puisqu'il est allé se livrer à la gendarmerie.

Comme tous les simples d'esprit, il sait qu'il a fait une action mauvaise, il pressent qu'il doit être corrigé ; mais il discute la peine qui doit le frapper et c'est avec une naïveté puérile qu'il affirme que le temps qu'il vient de passer à Maréville est une punition bien suffisante.

Le soir de l'incendie, il avait apporté chez des amis de l'eau-de-vie et, d'après le témoignage de ceux-ci, il n'était pas ivre ou du moins dans une situation telle qu'il fût incapable de réfléchir aux conséquences de l'acte qu'il préméditait.

D'ailleurs, il avait à plusieurs reprises proféré des menaces d'incendie, alors qu'il était de sang-froid.

Le mobile du crime est donc la vengeance.

Cependant, il faut bien se convaincre que les pauvres d'esprit ont des instincts de destruction innés ; qu'ils sont dénués de sens moral et incapables de résister à la perversion de leurs penchants.

La notion exacte du juste et de l'injuste, cette conception inhérente aux facultés élevées leur est inconnue.

L'éducation, qui joue le rôle prépondérant dans le développement de la moralité, reste sans effet sur ces êtres inférieurs.

Enfin, Vir... n'est pas un simulateur ; l'hérédité existant dans sa famille, sa physionomie, sa manière d'être, ses infirmités congénitales, et les autres signes de dégénérescence démontrent sa semi-imbécilité.

On peut se demander, l'alcoolisme étant écarté et la préméditation évidente, si le prévenu ne jouit pas d'une responsabilité limitée.

Nous ne le pensons pas, parce que son manque de discernement ne lui permettrait pas de comprendre la portée de la peine qui pourrait le frapper et qu'il est au-dessous du niveau où la responsabilité commence.

« Comme l'a établi un magistrat éminent (le chef-jus-« tice Bell. — Affaire Wier, 1864), pour tomber sous le « coup de la loi, un homme doit posséder la raison et la « volonté, à un degré qui lui permette de distinguer « entre le bien et le mal...

« A quoi j'ajoute qu'il doit posséder la force intérieure « suffisante pour maîtriser les impulsions de son esprit

« en désordre. Je me suis fait une règle de regarder « comme le *caractère distinctif de la folie*, l'incapacité « où est un homme de gouverner les opérations de son « esprit. »

*Conclusions.*

1° Vir... est un aliéné héréditaire.

2° Il est atteint de débilité mentale native, avec arrêt de développement physique et intellectuel.

3° Il n'est pas responsable.

L....

# RAPPORT

SUR

## L'ÉTAT MENTAL DU NOMMÉ TH. .

### INCULPÉ D'ASSASSINAT

---

*Exposé des faits.*

Au mois de juillet dernier, la femme Th... était couchée au rez-de-chaussée, ayant son enfant auprès d'elle, lorsque son mari descendit du premier étage, sortit dans la rue et rentra aussitôt.

« Cela ne va pas, dit-il à sa femme, je voudrais une « infusion. »

Celle-ci, se leva, passa dans la cuisine et pendant qu'elle allumait le feu, son mari la frappa à la tête avec un bâton et lui fit perdre connaissance.

Th... passa dans l'autre pièce et assomma son enfant ; qu'il emporta et alla le jeter dans un puits.

Il se rendit ensuite chez le curé, le pria de le confesser et d'aller voir sa femme qui, ajouta-t-il, avait besoin de son ministère.

En rentrant chez lui ; le curé aperçut Th... derrière le mur du cimetière. Ma femme est-elle morte, demanda-t-il dès qu'il se trouva en présence du prêtre?

Non lui répondit celui-ci.

Tant pis, fit Th..., je le regrette quant à moi, comme je ne veux pas me détruire, je vais me livrer à la gendarmerie.

*Examen direct.*

Th... est sombre, taciturne et cherche autant que possible à s'isoler des aliénés.

Il se lamente constamment, pousse des soupirs accompagnés de larmes abondantes.

Le sommeil est interrompu par des cauchemars terrifiants.

Nous lui demandons pourquoi il se désole ainsi.

— Parce que j'ai commis un crime.

— Pourquoi avez-vous tué votre enfant et essayé de faire subir le même sort à votre femme?

— Parce que je les aimais, je leur voyais une maladie si cruelle, que je n'ai pu résister plus longtemps, c'est le chagrin de voir qu'ils avaient la syphilis qui m'y a poussé.

— Les médecins que vous avez consultés, vous ont dit que vous vous trompiez?

— Je savais bien que si, puisque mon enfant ne pouvait plus uriner, qu'il avait un commencement de chancre dans le nez et à l'anus.

— Ce n'était pas une raison pour le tuer, on pouvait le guérir?

— Vous savez bien que non.

— Et votre femme?

— Elle avait aussi la syphilis.

— Quelles sont les personnes qui vous entourent?

— Des fous.

— Avez-vous perdu la tête?

— Je ne dis pas cela, il y avait cinq mois que je pleurais de les voir souffrir.

— A quelle époque vous est venue cette idée de les tuer?

— Trois jours auparavant.

— Avez-vous lutté contre cette pensée criminelle?

— En descendant je voulais les embrasser.

— Auriez-vous pu vous empêcher de leur faire du mal?

— Je ne sais pas, j'étais poussé par cette idée qu'ils souffriraient trop pour mourir sûrement de la syphilis, l'enfant avait été alaité par une femme de l'endroit à laquelle il avait communiqué la vérole; aussi j'avais tout mon argent sur moi, 2,600 francs, c'était pour la nourrice.

— Puisque vous étiez bien décidé à tuer votre femme et votre enfant à cause d'une maladie que vous croyiez incurable, pourquoi, n'avez-vous pas songé à tuer aussi la nourrice?

— Parce qu'elle n'était pas de la famille; et je croyais l'indemniser assez avec mon argent.

— L'enfant a-t il crié?

— Le pauvre petit ange, n'a pas dit un mot.

— Vous l'avez ensuite jeté dans un puits?

— Oui (Il sanglote).

— Etait-ce pour le cacher?

— Non, pour être sûr qu'il était bien mort.

— On vous a considéré comme fou puisque vous êtes à Maréville.

— On y met aussi les syphilitiques.

— Vous vous trompez.

Il pleure à chaudes larmes, prend sa tête entre ses mains et dit : « Je ne sais ce qui se passe, je voudrais qu'on me guillotine de suite, qu'on me coupe le cou, je les aimais de tout mon cœur, je leur achetais tout ce qu'ils désiraient.

— Puisque vous vous croyiez infecté par la vérole, pourquoi ne vous êtes-vous pas suicidé ?

— J'étais décidé à le faire, mais quand j'ai appris que ma femme survivait, j'ai voulu vivre pour endurer les mêmes souffrances.

— A quelle époque avez-vous eu la vérole ?

— Il y a vingt ans, étant soldat.

— Vous êtes-vous soigné ?

— Oui, avec du potassium.

— Dormez-vous bien ?

— Je pense à mon crime.

— Et avant ?

— Non, j'étais en bataille continuelle, j'avais la poitrine comme serrée entre des murs et aussi entre des baïonnettes.

— Avez-vous entendu des voix intérieures ?

— Non.

— Vous avez dit avoir entendu une marmite qui chantait et qui pleurait ?

— La première fois c'étaient des gémissements comme si c'était une personne.

— Avez-vous cherché à vous expliquer ce phénomène ?

— Je pensais que c'était surnaturel et qu'ils devaient bien souffrir, nous avions tous la vérole.

— Si je vous disais que j'ai la certitude que vous êtes fou ?

— Oh ! non monsieur, je suis bien coupable.

— Alors vous serez condamné?

— Je m'attends à tout ce qu'il y a de plus mauvais, je le vois bien par ce qu'on me fait ici, on m'insulte, on m'observe, on me reproche mon crime et autres choses. Oh ! faites-moi mourir tout de suite, j'ai assez fait de mal pour ça.

— Vous ignorez que votre femme est guérie de ses blessures ?

— Oh ! si c'était possible, comme je serais heureux, mais je voudrais qu'elle meurt d'une autre maladie que la vérole, qu'elle ait une fièvre qui l'emporte dans trois jours.

— Seriez-vous heureux de la voir ?

— Oh ! si je serais heureux, je donnerais tout au monde pour la voir.

— Je vous la ferai voir dans quelque temps ?

— Je ne le crois pas.

— C'est en lisant Raspail que vous avez été effrayé au sujet de la syphilis ?

— Oui, c'était le mercure.

— Puisque vous êtes faible, je vais vous prescrire un régime reconstituant, des rôtis, du quinquina.

— Non, je ne veux pas de viande, je ne mérite que du pain noir, aussi noir que ma casquette.

*Antécédents.*

Th... est âgé de 44 ans, il a été militaire pendant 14 ans, a fait les campagnes d'Italie et d'Algérie. Il avait été nommé garde-forestier et n'avait mérité que des éloges jusqu'au moment où il donna sa démission pour se livrer au commerce de la broderie.

A partir de cette époque, il changea subitement d'allures et de caractère, devint sombre, violent et se fit remarquer par ses extravagances.

Il se déshabillait, parcourait le village étant nu et se frappait la tête contre les murs. Un jour il a tué un chien et une chèvre sans motifs.

Enfin, il a eu la fièvre typhoïde ; un de ses frères est mort à Maréville, l'autre qui vit actuellement en liberté est considéré comme un aliéné.

### *Discussion.*

Les renseignements fournis par la procédure permettent de suivre, pour ainsi dire, pas à pas la marche de la maladie mentale. Jusqu'en 1881 Th... est un homme sobre, laborieux et dévoué aux siens.

Il donne sa démission de garde afin de se livrer au commerce et cela dans le but d'augmenter le bien-être de sa famille, mais déjà ses collègues le traitaient d'original, de toqué.

Des maux de tête surviennent : il se plaint de souffrir dans les articulations, se préoccupe beaucoup de sa santé et se souvient qu'il a eu un chancre. Il devient excentrique, désordonné, n'a plus de pudeur et court les rues étant nu, se heurtant aux murs.

Des instincts sanguinaires et cruels prennent naissance ; il tue des animaux pour le plaisir de tuer.

Des insomnies se déclarent et pendant ses longues veillées une idée fixe le tourmente, il ne pense plus seulement à lui-même, il est obsédé par la crainte d'avoir infecté sa femme et son enfant.

Il se figure alors qu'ils sont condamnés à une mort affreuse.

Il lit et relit fiévreusement un manuel de Raspail, dans lequel il trouve une description épouvantable des accidents tertiaires.

Il va consulter plusieurs médecins qui le rassurent ; il est convaincu qu'on le trompe.

Il se demande par quels moyens il peut les arracher à une mort aussi horrible, et l'intention de les détruire commence à s'imposer. Il lutte tant qu'il peut contre cette pensée homicide, puis la volonté succombe, une force irrésistible s'empare de lui et il devient assassin.

Comme presque tous les impulsifs, il va se livrer, regrettant seulement de n'avoir pas achevé sa femme.

Th... serait-il un simulateur ? Certainement non.

L'absurdité des idées qui l'ont poussé malgré lui au meurtre, son attitude présente, son facies, l'amaigrissement progressif qu'il subit, ses réponses, ses gémissements, sont caractéristiques de son genre de folie.

Rappelons, en terminant, que l'hérédité est flagrante dans sa famille et qu'il est encore sujet à des hallucinations de l'ouïe.

*Conclusions.*

Th... est atteint de délire partiel avec idées hypochondriaques et hallucinations.

Au moment des actes incriminés, il a été entraîné par une force à laquelle il n'a pu résister.

Il n'est pas responsable.

L...

# RAPPORT

SUR

## L'ÉTAT MENTAL DU NOMMÉ L...

### INCULPÉ D'INCENDIE VOLONTAIRE

L... est calme, docile et serviable, mais il existe encore des troubles de l'intelligence et de l'affaiblissement de la mémoire.

Il nous est arrivé en convalescence d'un accès d'aliénation mentale et il commence à avoir conscience de sa situation.

— Où êtes-vous ?

— A Maréville.

— Pourquoi ?

— Pour voir si je suis fou.

— Parlez-moi de l'incendie des meules d'avoine.

— Je suis parti de Sainte-Marie-aux-Mines, je crois, le dimanche. J'ai marché pendant trois jours et j'ai couché dans une ferme.

— Aviez-vous de l'argent ?

— J'en avais que j'ai jeté.

— Quelle somme ?

— Je ne sais plus, je ne savais pas trop ce que je faisais. J'avais des idées que je ne pouvais chasser : le feu et la prison. J'avais remarqué ces meules sur mon chemin et une fois arrivé à Nancy, ne sachant où coucher, je suis reparti pour aller dans ces meules ; puis, arrivé auprès, l'idée du feu ne cessait de me poursuivre, j'ai craqué une allumette et j'ai mis le feu.

— Vous avez pris la fuite ?

— Je me suis caché dans les champs, j'ai eu peur d'être attrapé par le propriétaire.

— Vous êtes ensuite revenu à Nancy et vous avez rencontré pendant la nuit deux agents, auxquels vous avez demandé de vous indiquer la gendarmerie.

— Oui, l'idée d'aller en prison me poursuivait, j'aurais pu me sauver, je ne l'ai pas voulu.

— Vous ne connaissiez pas le propriétaire ?

— Non, monsieur.

— Vous n'aviez pas de haine contre lui ?

— Non.

— Y avait-il longtemps que cette idée d'incendier vous obsédait ?

— Depuis le commencement de mon voyage ; j'ai fait ce que j'ai pu pour m'en débarrasser.

— Pourquoi avez-vous changé de nom ?

— Je voulais que mes parents ne sachent rien.

— Aviez-vous toute votre raison.

— J'étais tout étourdi, je ne sais plus ce que j'ai dit au commissaire de police, je ne dormais plus.

— Vous n'avez jamais entendu de voix intérieures ?

— Jamais.

— Sentiez-vous une force qui vous poussait ?

— Si j'avais pu résister, je n'aurais pas commis cette mauvaise action.

— Ce n'est pas la première fois que vous vagabondez ?

— Je suis déjà allé dans les Vosges, en Alsace et à Lunéville, je marchais sans savoir où j'allais.

— Y a-t-il des fous ou des épileptiques dans votre famille ?

— Non.

— Vous avez conscience du mal que vous avez fait ?

— Je n'y ai pas pensé ; je ne me comprends pas, je ne puis croire que c'est moi et je sais bien que c'est moi. Dans le temps quand je faisais mal, je devenais triste, j'avais des remords, tandis qu'il me semble que je n'ai fait aucun mal, je n'ai pas versé une larme et je devrais comprendre que j'ai déshonoré ma famille, compromis mon avenir ; mais rien, je ne pense qu'à des choses extravagantes, je ne pense pas au lendemain, je regarde les autres faire des bêtises et parfois j'en ris. Si j'avais eu mon esprit au moment de cette action, je ne l'aurais pas faite, j'aurais crains de faire de la peine à mes frères, j'espère que mon cerveau se détrempera ou je suis fou.

— Rappelez-vous bien ce que vous avez fait depuis votre départ de la ferme ?

— En quittant, j'avais mes affreuses idées, la faim ne m'occupait pas. En sortant du village, j'aperçus les meules dont je suis l'incendiaire, alors je ne fus plus maître de moi, poussé par je ne sais quoi je ne pus résister que jusqu'au soir, je repartis de Nancy pour aller coucher dans ces meules, je m'étendis, je ne pus dormir et alors poussé par le démon j'ai commis la plus mauvaise action de ma vie. Je me rendis de nouveau à Nancy, je me dénonçai aux agents et je fus conduis là où j'étais tant poussé d'aller. J'avais le cœur à moitié content, à moitié chagrin. Aujourd'hui je reconnais mon crime, je voudrais pleurer, je ne puis pas.

*Discussion.*

Notre mission consiste à rechercher, si le prévenu jouissait de l'intégrité de ses facultés au moment de l'acte qui lui est imputé. Nous devons donc procéder à un examen rétrospectif et passer en revue :

Ses antécédents.

Ses habitudes d'intempérance.

La manière dont le crime a été exécuté.

Sa conduite subséquente.

— La procédure nous apprend que L... a toujours été porté à la mélancolie, parce qu'il était le seul de ses frères, n'ayant pu exercer une profession libérale. Ses parents qui s'étaient endettés, n'ont pu faire pour lui les mêmes sacrifices que pour les autres. Il était d'un amour propre excessif; se considérait comme le déshérité de la famille et a toujours fait son métier de tisserand avec dégoût. Sans être un ivrogne, il se livrait à des excès de boisson, devenait querelleur, violent ; aussi a-t-il subi trois condamnations pour disputes et tapage scandaleux.

Le gendarme qui l'a arrêté la première fois a dit qu'il paraissait ne pas jouir de sa raison, qu'il interpellait les passants et se conduisait comme un fou. Le pharmacien qui l'a employé comme homme de peine a été obligé de le renvoyer à cause de son inconduite et parce qu'il donnait des signes de folie.

Nous ne discuterons pas la question de l'alcoolisme chronique parce que nous savons qu'il n'a jamais eu de tremblement musculaire, ni les hallucinations spécifiques de ce genre d'intoxication.

Accompagnons-le par la pensée dans ce voyage en zigzags, qu'il a entrepris sans but.

Après quelques heures de marche; il jette l'argent qu'il a et ne conserve que vingt centimes. Il y a déjà dans ce fait, aberration mentale, puisqu'il se prive d'un précieux auxiliaire.

A la nuit, il est reçu dans une ferme, il dort à peine une heure, tourmenté qu'il est par ses instincts de destruction.

Le lendemain il part sans remercier son hôte, continue à cheminer à travers la forêt et les champs, puis, arrivé dans un village dont il ne peut dire le nom, il achète pour deux sous de pain.

Après force détours, il se trouve à Nancy, erre dans les rues, retombe sur la route par laquelle il est venu, et songe alors à retrouver les meules qu'il a vues et qui pourront l'abriter pendant la nuit.

Il se couche à côté de l'une d'elles et ne peut s'endormir à cause de l'idée fixe qui s'impose à lui avec une ténacité insurmontable. Il lutte tant qu'il peut, mais sa volonté succombe et il détruit bêtement par le feu ce qui, par une nuit froide et humide de décembre, pouvait lui être si utile.

Quoique exténué de fatigue et privé de nourriture, il repart pour Nancy, demande aux agents de le conduire en prison et leur déclare qu'il vient de mettre le feu.

Lorsque le commissaire lui demande pour quel motif il a brûlé ces meules d'avoine, il répond : « C'est pour me faire mettre en prison. »

L'interrogatoire que nous venons de relater contient des réponses typiques pour les médecins connaissant les impulsifs. Notons aussi que malgré sa séquestration dans un asile d'aliénés, L... va et vient, mange avec appétit, dort bien, joue aux cartes sans réfléchir à ce qui adviendra.

Il se trouve à son aise dans ce milieu qui émotionne nos malades en voie de guérison et qui effraye tant les simulateurs.

On ne peut le ranger dans cette dernière catégorie. Son attitude, ses réponses, sa franchise, son insouciance prouvent le contraire.

Jamais il ne cherche à se disculper ; il se contente de dire qu'il ne comprend pas ce qui s'est passé et ce qui se passe encore dans sa tête ; il n'éprouve aucun repentir tout en sachant qu'il a commis une action qu'il qualifie d'exécrable.

Il a assez d'instruction pour savoir ce que c'est qu'une hallucination et jamais il n'en a invoqué une pour atténuer sa faute.

Examinons donc de quelle forme d'aliénation mentale le prévenu a pu être atteint.

Il est de toute évidence qu'il ne peut être affecté que d'un délire partiel, très restreint. Or, il existe une variété de folie qui se traduit par des actes insensés et accomplis sans motif plausible.

Ces aliénés, de la plus dangereuse espèce, peuvent commettre un crime sans que rien dans leur langage ou leur conduite ait pu faire soupçonner leurs mauvaises intentions.

Dans le cas présent, nous avons d'autres éléments de diagnostic, car, avant d'allumer l'incendie, il a montré son insanité d'esprit par ce besoin d'errer en semant son argent au départ, en marchant droit devant lui, sans demander aucune indication à personne.

Nous l'avons déjà fait remarquer, il brûle sans motifs appréciables ce qui pouvait lui offrir un gîte et cela sans profit, sans haine à satisfaire, sans vengeance à exercer.

Cette folie dans les actes est caractérisée par certains symptômes.

Les impulsifs luttent contre leur idée dominante et finissent par succomber

L'acte accompli, ils éprouvent comme une sorte de détente et de la satisfaction.

Ils ne cherchent jamais à se disculper et vont se livrer à la justice.

Ils ne réclament pas l'indulgence et se contentent de dire : « Je n'ai pu m'en empêcher, c'était plus fort que moi. »

Ces particularités, nous les constatons chez L..., qui a pu combattre ses penchants pervers jusqu'à l'instant où, ramené fatalement près des meules et accablé de sommeil, il se disposait à dormir.

Ses marches, ses contre-marches, l'inanition et la lassitude qui en résultaient n'ont pu détruire ses conceptions délirantes.

Comme tous ses semblables, il contemple d'abord son œuvre de destruction et s'enfuit dans la crainte d'être surpris par le propriétaire. Mais, alors, pourquoi vient-il se dénoncer et se livrer aux agents ?

Etrange contradiction entre les idées et les actes et cependant ce serait une erreur de croire que c'est à cause de ses remords, puisqu'il n'en a pas.

En résumé, son instabilité, ses fugues sans but, l'extravagance de sa conduite, à partir du moment où il s'est privé de son argent, la manière dont il est devenu incendiaire, ses insomnies, le fait de se dénoncer, son indifférence touchant la peine qu'il peut encourir et surtout l'absence de mobile ne laissent aucun doute sur son insanité mentale.

*Conclusions.*

L... a été atteint de folie dans les actes, avec impulsion irrésistible.

Il n'est pas responsable.

L...

# ALIÉNÉS DITS CRIMINELS

## GUÉRIS

L'opinion publique s'est vivement émue des accusations portées par la presse contre les médecins aliénistes, à cause des séquestrations prétendues arbitraires.

Il est vrai qu'il suffit d'un certificat délivré par un docteur en médecine pour entraîner l'internement d'un individu : mais en admettant qu'il y ait erreur de diagnostic, il faudrait supposer que le spécialiste soit un ignare en pathologie nerveuse, puisqu'il est appelé à contrôler le certificat d'admission dans les placements volontaires et à conclure au maintien ou non dans un asile d'aliénés.

Le médecin aliéniste doit, en outre, adresser au Préfet, dans la quinzaine, un rapport constatant les changements survenus dans l'état mental, et s'il était assez misérable pour conserver une personne jouissant de sa raison, il lui faudrait obtenir le secret le plus absolu de la part des internes et même des infirmiers qui ne tardent pas à reconnaître un aliéné d'un homme sain d'esprit.

Je ne crois pas qu'on ait jamais prouvé qu'un individu a été interné sans motif sérieux dans nos établissements.

L'affaire Sandon, qui fit tant de bruit sous l'Empire et inquiéta la population parisienne, fut bien vite jugée à l'honneur des médecins et le fut bien davantage à la mort de ce malheureux aliéné persécuteur, puisque l'autopsie fit découvrir trois tumeurs *cérébrales*.

On s'est beaucoup occupé des erreurs possibles au moment de l'entrée ; on ne s'est pas assez préoccupé de la mise en liberté pour les aliénés ayant commis des crimes et ayant recouvré leurs facultés intellectuelles. Même pour les sorties habituelles, il se présente de grandes difficultés.

Malgré ses imperfections, la loi du 30 juin 1838 est bonne quand on l'interprète *sagement*.

Appliquée rigoureusement, elle deviendrait absurde.

En effet, l'article 13 est ainsi conçu :

« Toute personne placée dans un établissement d'aliénés cessera d'y être retenue aussitôt que les médecins de l'établissement auront déclaré sur le registre, énoncé en l'article précédent, que *la guérison est obtenue.* »

Quand et comment le médecin traitant pourra-t-il affirmer que la cure est confirmée ?

Dans bien des cas, le changement survenu dans le langage, le caractère, l'attitude du malade sont des signes suffisants ; mais il ne faut jamais oublier qu'il y a un abîme entre la guérison apparente et le retour complet à la raison.

Nous devons toujours avoir présent à l'esprit que bon nombre de vésanies affectent la forme intermittente et que souvent les périodes de calme durent plusieurs mois.

Nous devons nous souvenir qu'il existe une variété d'aliénation mentale sans délire apparent, la folie dans les actes, caractérisée par des impulsions violentes que le malade ne peut maîtriser.

Enfin, il en est qui sont assez rusés pour dissimuler leurs conceptions insensées.

On doit comprendre notre hésitation, lorsque nous devons provoquer la sortie, disons le mot, mettre sur le pavé, un malheureux ayant eu déjà plusieurs accès, surtout d'origine alcoolique.

Comme ils n'ont pas un livret en règle, ils ne peuvent cacher d'où ils sortent. On refuse de les occuper, ils vont au cabaret, dépensent, en libations leur mince pécule et vagabondent. Il en est revenu à Maréville, qui m'ont avoué qu'ils avaient bu exprès en grande quantité, pour se faire interner de nouveau.

Si nous hésitons parfois à faire une sortie qui nous semble prématurée à cause des antécédents, quelles appréhensions n'avons-nous pas quand il s'agit de rendre à la société un aliéné ayant incendié ou commis un assassinat ?

En résumé, lorsqu'un aliéné dit criminel ne manifeste plus aucun symptôme de folie depuis longtemps, quelle doit être la conduite du médecin ?

Les avis sont partagés.

Les uns prétendent qu'une fois la guérison obtenue, nous ne devons pas prévoir l'avenir.

Les autres affirment qu'on doit les conserver toute leur vie.

Enfin, quelques-uns nous disent : Agissez comme en Angleterre où l'on retient dans un asile ce genre d'individus un temps égal à celui qu'ils auraient passé en prison s'ils avaient été responsables.

Mais, alors, on tombe dans l'arbitraire, puisque tels qui auraient été passibles du tribunal correctionnel, pourraient sortir quelques semaines ou quelques mois après leur internement, tandis que ceux qui auraient dû passer aux assises resteraient séquestrés pendant de longues années et même à perpétuité.

On a répété à satiété que le médecin d'asile doit agir avant tout, dans l'intérêt et pour le bien-être de l'aliéné. C'est un précepte auquel je me suis toujours conformé autant que possible, avec cette restriction que l'intérêt général devant primer l'intérêt particulier, le rôle du médecin change quand il s'agit d'un aliéné dit criminel.

En présence des lacunes de la loi de 1838, n'est-il pas du devoir de l'aliéniste de préserver dans la mesure de ses moyens, la société contre de nouveaux attentats?

A ceux qui nous disent : Vous violez la loi en conservant un aliéné guéri, je réponds :

Non, parce que je suis convaincu que s'il retournait dans le milieu où l'éclosion de la folie a eu lieu, une récidive arriverait à courte échéance.

Je retiens celui-ci parce qu'il a tué l'amant de sa femme et que s'il la revoyait, il y aurait à déplorer un nouveau crime. Je garde celui-là parce que c'est un incendiaire qui a été rendu à la liberté après deux ans de guérison et qui, en arrivant dans son village, a bu quelques verres de kirsch, a demandé du papier, écrit une lettre de menaces qu'il a glissée sous une porte.

Entre les deux opinions diamétralement opposées, la sortie à bref délai ou la séquestration à vie, on est obligé de faire de l'éclectisme. Aussi, je classe ces aliénés guéris en deux catégories bien distinctes.

D'abord les dypsomanes, c'est-à-dire les individus ayant des habitudes d'intempérances bien connues ; un penchant irrésistible à la boisson.

Ceux-là doivent être maintenus très longtemps, parce

que l'expérience démontre qu'ils sont incorrigibles, que leur volonté abdique dès qu'ils sont en face d'une bouteille et que la manie ébrieuse apparaît presque immédiatement.

Il est donc nécessaire d'attendre les progrès de l'âge qui seuls peuvent modifier avantageusement cette propension maladive.

Les autres sont plus à plaindre, ils ne se sont pas adonnés volontairement à une intoxication chronique, ce sont des causes morales et non l'ivrognerie, qui ont déterminé la folie.

On a songé à instituer des commissions composées de médecins, de magistrats, ayant pour mission d'examiner les aliénés ; de recevoir leurs plaintes et d'étudier sous quelles conditions ils pourraient être rendus à la liberté.

Cette pensée généreuse est séduisante en théorie ; mais une commission, quelle quelle soit, hésitera toujours à ouvrir les portes d'un asile, à un malade, quand le médecin déclarera qu'il y a danger pour la sécurité publique.

D'après ce qui précède, il est aisé de voir que je me livre à une sorte d'examen de conscience. Je dois le faire en entier.

Le médecin peut détourner cette responsabilité.

Le moyen est légal, mais est-il irréprochable ?

Cet expédient consiste à faire écrire au Président du Tribunal par l'intéressé, et si je l'ai vu réussir, cela a été bien rarement.

Comment remédier à cet état de chose ?

Je laisse de côté la médecine sentimentale et j'estime qu'il faut sauvegarder la société contre les récidives possibles.

Pour les grandes villes, je ne vois pas de garanties, puisque l'aliéné dit criminel étant sorti guéri, il ne saurait être assimilé à un malfaiteur et placé sous la surveillance de la police.

Dans les petites villes et les villages, c'est bien différent.

On sait que tel sort d'une maison de fous ; il est l'objet d'une surveillance dont il ne se doute pas, son entourage peut constater les symptômes précurseurs d'un nouvel accès, prévenir, dans l'intérêt commun le Maire qui, en vertu du droit que lui confère la loi, prendrait alors un arrêté d'urgence et ferait interner de suite le récidiviste.

www.ingramcontent.com/pod-product-compliance
Ingram Content Group UK Ltd.
Pitfield, Milton Keynes, MK11 3LW, UK
UKHW020335230726
13925UKWH00002B/814